難病克服マニュアル

正しい「骨休め」で健康になる

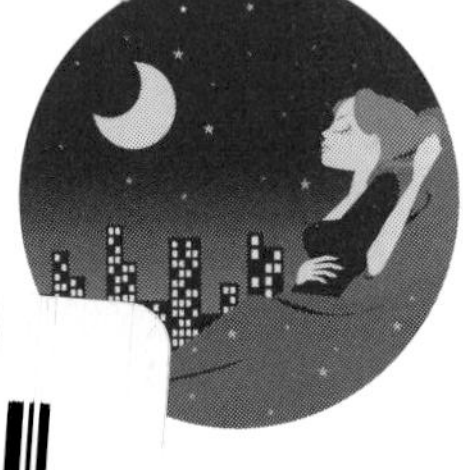

医学博士
西原克成
Katsunari Nishihara

ビジネス社

はじめに

今日世界中の文明国で困っている「自己免疫疾患」と呼ばれている「わけの分からない免疫病」をはじめとする難治性の疾患（ガン・精神疾患を含む）が、実は五〇～六〇年前に成人では「日和見感染症」と呼ばれ、子どもでは「自家中毒症」と呼ばれていた疾患が生活の文明化による環境の激変で慢性化して劇症化したものであるということを最近、私が世界に先駆けて明らかにしました。

ちょうどこの五〇～六〇年間の治療医学とライフサイエンスの変遷とともに、私も臨床医学・基礎医学・ライフサイエンスの研究に携わってきました。この間に結核からサルコイドーシス・組織肉芽腫症へと疾患の流行も変化し、やがて日和見感染症と自家中毒症を経て、免疫病から難治性の疾患へと変遷してきました。難病が「自己免疫疾患」と呼ばれるようになったのは、ル・ドワランのウズラとヒヨコの胎児の組織の交換移植によるキメラの形成によって端緒が開かれた「自己・非自己の免疫学」ができてからです。この免疫系は、移植医学における組織（先天）免疫系だけの問題ですから、一般の病気とは無縁のものです。それを無理やりに病気に当てはめたために、白血球が反乱を起こして自分の細胞を攻撃するなどと妄想したのです。

この六〇年で劇的に医学を変えたのが抗生物質による感染症の克服とセリエのストレス学説によるステロイド療法の確立と分子生物学の樹立です。四五年前に細胞内に共生して生命エネルギーを産生している細胞内小器官のミトコンドリア（糸粒体）が高等動物の生命の鍵を握るに違いないと考えて、私は「細胞分化に関する分子生物学的研究」として酵母を用いてミトコンドリアの突然変異の発生を分子生物学の手法により研究しました。ミトコンドリアのタンパク質合成系を抗生物質で阻害すると、細胞呼吸が止まるが変異は発生せず、核の細胞質タンパク質合成系を阻害するとミトコンドリアの突然変異が高率に発生することを、この研究で明らかにしました。これをまとめて、学位論文としました。この論文は当時和文で発表しましたが、今日の医学では極めて重要な考えを検証したものであるので二〇〇八年（平成二十一年）に急遽パリ大学の友人の教授のところからミトコンドリアの働きを研究する国際英文誌「バイオジェニックアミン」から出版しました。大学院修了後は臨床医学に復帰して、顎・口腔疾患を窓口として白血病、子宮内膜症、夜尿症、網膜症、心筋症、リウマチ、ガンからパニック症、うつ病や統合失調症、てんかんなど、あらゆる疾患に取り組んできました。

私の治療医学を考える基本は、「原因がなければ病気は起きない」というものです。自己・非自己の免疫学が隆盛期を迎えたころ、生体力学刺激を活用して歯根膜とともに骨髄造血巣をハイブリッド型に誘導する人工歯根と、筋肉内で造骨と造血を誘導する人工骨髄造血器を世界に先駆けて開発しました。これにより脊椎動物の進化と免疫系の発生が生体力学エネルギーによることを明示し、実験進化学の手法を確立して短期的にことごとくこれらのことを検証しました。そしてこの脊椎動物の発生・分化と進化にはミトコンドリアが主導的な役割を果たすことを思考研究により明示しました。この研究から得られた成果を「わけの分からない免疫病」発生の現象系に当てはめると、五〇～六〇年前に流行っていた自分ののどや口中や腸内の無害のバイ菌が、ある条件下で簡単に腸扁桃（鼻・のど・胃腸・肺・膣にある）のM細胞から吸収されるために起こる日和見感染症や子どもの自家中毒症がきわめて症状の激しい劇症化したものであることが明らかになったのです。

ある条件下というのは、文明化による冷蔵と冷房による「冷中毒」と働き中毒の「骨休め不足」と人類特有の「口呼吸」です。これによってからだ中の細胞が腸内の常在性のほとんど無害なはずのバイ菌に汚染されることにより重度の細胞内感染症が様々な器官や組織に起こることが明らかになりました。昔は日和を見ていたものが、アイスクリームや冷や酒の常用で、重症の細胞内感染症となって、一粒の細胞内にミトコンドリアを凌駕する数千のバイ菌や数万のウイルスが入り込むのです。しかも白血球が運び屋となるのですから、採血した白血球を分離して電子顕微鏡で観察すれば一目瞭然です。白血球が自分の細胞を攻撃していたのではなくて、バイ菌やウイルスに完全制覇された細胞を攻撃していたのです。このときに抗核抗体や抗リン脂質抗体、CRPなどが出るのです。こうしてすべての現象が無理のない「細胞内感染症による細胞内のミトコンドリアの機能不全の結果生ずる細胞機能の障害」という統一的な現象として把握されるようになりました。

こうしてわけの分からない免疫病が完璧に解明されると、治し方や予防法は自ずと明らかになります。一連の研究の中で、最も重要なことは、ロベルト・マイヤーが一九世紀に発見した宇宙の構成則の「エネルギー保存の法則」です。質量のないエネルギーと質量のある物質が等価であるということは、生命体にとっては両者がともに遺伝子の引き金を引くということです。そしてこの五〇～六〇年間の医学の中にエネルギーで病気が起こるという考えが抜けていたのです。冷たいもの中毒、骨休め不足、悪い電磁波などが直接的間接的にミトコンドリアに影響します。そしてもう一つのミトコンドリアにとっての大障害が有害・無害のバイ菌とウイルスの細胞内感染症です。これが口呼吸、冷中毒、不適当な食物、骨休め不足、不潔な膣によって発症します。読者のみなさん、本書を繰り返しよく読んで、自分のからだの細胞内のミトコンドリアをもっと大切にしてください。ミトコンドリアを生き生きさせれば、自然に元気が出てきます。

平成二五年一月

ミトコンドリア博士　西原克成

もくじ

1章　現代人が病気になりやすい理由

2章　正しい生活習慣が健康をつくる

3章　病気になる食べ物・健康になる食べ物

4章　日本の子どもが危ない

5章　医者からわが身を守る術

6章　健康は生き方で決まる

本文デザイン／有限会社エムアンドケイ
本文イラスト／森海里

序章

なぜわれわれは病気になるのか

顔を見れば、あなたの健康状態が分かる

まずあなたにこんな質問をしてみましょう。

鏡であなたの「顔」をよく見て、次に挙げるような症状やかたちが見られませんか。もし当てはまるようなら、あなたの健康に「注意信号」が発せられていると思って間違いありません。

- 口がポカンと開いている
- 表情に変化がない
- 顔面が歪んでいる
- 左右対称ではない
- 歯並びがよくない
- 出っ歯である
- 顔色がよくない（青白い、土気色）
- 顔がしわしわ
- 苦しそうな顔

・泣きそうな顔
・目が飛び出しそう
・顔がたるんでいる
・ふぬけ顔
・目の大きさが左右で違う
・目に輝きがない

あなたの顔かたちがこのようになっていたら、わけの分からない難病と言われる免疫病にかかっているのかもしれません。

ただ、仮に免疫病にかかっているとしても、これらはこれから私が申し上げる方法を実践すれば防ぐことができます。また免疫病にかかっておらず、顔かたちがすぐれていなくとも、美容整形などせずにきれいな顔かたちに変えることができます。


ところで、なぜ顔を見るだけで、健康状態が判別できるのでしょうか。

「顔」は生命体にとって最も大事な器官で、大事な健康情報が記憶・刻印されているのです。

顔の表情は、内臓の酸素が足りているかどうかを表します。表情が明るければ、内臓に酸素が行き渡っており、表情が暗ければ内臓に酸素が不足しているのです。内臓が酸欠気味になると、目の下のクマや肌荒れが目立つようになります。

顔色は各組織・器官の細胞の呼吸の状態を表します。「内呼吸」と呼ばれる細胞の呼吸が行われていれば、顔色はピンクのようですし、細胞の呼吸が不十分であれば、顔色は黒ずんでいます。

従って、昔の医者が問診するときにまず最初に見るのが、患者の顔でした。あなたも家族が病気になったとき、まず顔色を見るはずです。


からだの具合が悪くなるとわれわれは医者に行きますが、診療のとき特に内科診療ではまず医者は患者の「顔色」「表情」をよく見ます。前述したように、「顔はすべてを語る」から、患者の顔色を見ることを重視していました。しかし、今日では顔の持つ情報機能が当たり前のこととして見過ごされ、重視されなくなっています。眼科、耳鼻科、歯科と個別の器官を独立して診療するために、まとまった情報機能としての顔を重視する人も、研究する人もいなくなってしまったのです。

今言ったように、顔に患者の健康状態が表れているのですから、そこを注意深く観察して患者の病状、どんな免疫病にかかっているのかを推察します。

顔は人間の命である

「男の顔は履歴書である」

いみじくもこう言ったのは、評論家の故・大宅壮一ですが、老若男女を問わず、まさに顔はあなたのすべてを表します。あなたの生き様、健康状態はズバリ、顔を見れば一目瞭然なのです。

医学的に言うと、「顔」は眼、鼻、口、耳、皮膚、筋肉、骨格で形成される「複合臓器」です。「顔」は腸の入り口の顎骨、口の筋肉、内臓脳・体壁脳のセンサーである眼・鼻・耳および平衡器と皮膚、顔面頭部の三分の二を占める脳を収めた頭蓋でできています。これらの器官はあらゆる外界の刺激に対応し、同時にそれらを記憶するシステムを持っています。

外界の刺激とは、重力、気温、音波、光波といった物理的・化学的要因による刺激、また精神的要因に起因する生理学的な刺激を指します。これらが力学的に顔に作用して、脳とは異なる様式で記憶として刻まれていきます。

人間は顔を見るだけで、その人がどんな人なのか、だいたい分かってしまうものです。その人の生き様、職業やライフスタイル、性格、思想・哲学、暮らしぶりまで、人相、表情、風貌として顔に如実に刻まれています。これが「顔に刻まれた記憶」です。

顔はヒトのあらゆる臓器の原点です。ヒトの進化をさかのぼると、顔や大半の内臓は五億年前の魚の先祖であるムカシホヤと呼ばれる生物に行き着きます。ムカシホヤはエラ穴のある大きな口の袋でできており、この袋で呼吸や栄養の消化吸収、造血、代謝、生殖、排泄を行っていました。

ムカシホヤの口の袋は一つの体節から成るまとまった生命体ですが、このものが遺伝子重複して多体節のホヤ（鎖サルパ型の多体節ホヤ）となったものが脊椎動物になります。進化の過程で脊椎動物の第二革命の上陸劇を機として顔・首・胸・腹・尾の五つに分化しました。その先頭の体節の口の袋のホヤが顔となったのです。それで口の袋に由来するヒトの顔は、生命を代表する器官といえるのです。

顔には命を守る器官が集中しています。生命活動に不可欠な酸素を取り入れる「鼻」、食べ物を摂取する「口」、ウイルスやバイ菌などを防御する免疫系の組織も鼻と「のど」の周囲にあります。

食べ物を噛むときの咀嚼《そしゃく》筋や表情をつくる表情筋など顔にある筋肉は、ムカシホヤや原始魚のサメのエラを動かしていた内臓筋から進化したもので、ヒトの肺呼吸を司る背中や胸、横隔膜、腹の筋肉とも連動しています。つまり、ヒトの体内のあらゆる臓器の原点は、顔にあるのです。

鼻と口を含む顔の使い方を間違えば、健康を損ないます。その影響は脳、呼吸器、消化器、生殖器など各種臓器に及ぶのです。また内臓が障害を受けると、顔色や顔の表情としてストレートに表れます。

このように顔と内臓は密接な関係にあります。顔と内臓は連動しており、お互いの健康状態を映す「合わせ鏡」になっているのです。

顔色はあなたの健康のバロメーター

顔と首の筋肉のほとんどすべては呼吸内臓筋に由来します。鼻や口を使って表情筋や呼吸筋などの筋肉が動くとき、それにつれて肺呼吸を担当する胸、背中、腹の筋肉も動きます。このように顔の大半は内臓と連動しており、脳・呼吸器・消化器・生殖器などの臓器の状態が顔色や顔の表情として表明されるのです。

眼は脳が飛び出したものなので、眼の輝きから脳の活性度を測ることができます。希望に燃えているときは眼がランランと輝いていますが、これは脳と内臓腸管系筋肉の細胞が活性化すると細胞内のエネルギー代謝を担う「ミトコンドリア」が活性化してエネルギーの渦が巡り、内臓脳と体壁脳のニューロンが光を放つからです。生命エネルギーのジェネレーター（発生器官）とも言うべきミトコンドリアについては後述します。

口は腸管系とその付属器の脳下垂体・全身ホルモン系のための、主に質量のある栄養ほかを取り入れる装置であるとともに、毒物や細菌の侵入口ともなります。

脊椎動物は一般に嗅覚が生殖活動の引き金になっていますが、哺乳動物になるとそれが視覚に移ります。特にヒトではそれが顕著です。イスラムの世界では生殖年齢に達した女性だけが顔を隠す風習がありますが、これも生殖の効果器官が嗅覚の鼻から視覚の顔に移ったからです。ヒトでは顔が生命を代表する器官であり、生殖活動の引き金となる視覚刺激ともなっているのです。

この顔を構成する器官を順に見ていきましょう。

まずは顔の始まりは「口」です。口が最も顔の中で重要な器官です。従って眼も鼻も耳もすべては口のためにあるので、口つまり咀嚼器官の家来なのです。

口——腸管内臓への食物の取り入れ口で、口の中には眼と同じくらい鋭敏な感覚器官として歯がずらりと並んでいます。下顎の中心には舌があり、味覚を担当する。舌の筋肉は、心臓と同じ呼吸筋に由来する。従って舌をよく動かすと心臓が生き生きとする。

眼――光という電磁波に対応した脳の突出した部分。視覚の要。光がなくなれば、多くの生物は光という力学刺激の喪失への対応として眼を失ってしまう。

鼻腔――嗅覚の要。高等な脊椎動物においては呼吸の要。免疫系とも密接に関わっている。脳神経で嗅神経のみが一切交叉しないことから、最も古い脳神経とされる。

耳器――もともと二半規管であり、やがて三半規管・聴器へと分化。三半規管は、内耳にあって平衡感覚を司る。聴覚伝音系のつち・きぬた・あぶみという耳小骨はもともとは鰓《えら》骨に由来する下顎の軟骨が変化したものである。

なぜ顔が変化するのか

顔かたちは遺伝的に決められた形から容易に変化します。これは、単純に生まれたときから老人になるまで、つまり、加齢によって顔の形が変わっていくということではありません。

顔の形が変わる理由は、二つあります。

一つは、その人が常時保っている精神と身体の状況が顔に影響を及ぼすのです。これまで述べてきたように、日々変化するあなたのからだの状態が顔に刻印されるのです。

もう一つは、顔の形が顔面骨格に作用する外力の影響を受けます。

骨は筋肉の力を含めたすべての外力によって他動的に動かされます。骨はその動きに最も適したかたちに変形するという「ウォルフの法則」によって機能の偏りで形が変化するのです。

顔は顔面骨格に作用する外力によって形が変化する、あるいは変化する可能性を持っていると言えます。顔の変形症や歯列不正、顎関節症そのほかの機能性疾患が生じてきますが、これらの疾患の原因となる外力は、すべてが口腔とその周辺の習癖、分かりやすく言えば癖と生活習慣によるものと言っていいのです。

からだの活動状況が顔の形に与える影響としては、次の三つが挙げられます。

①咀嚼習癖（片側噛み）
②睡眠姿勢習癖（寝相）
③口呼吸習癖（口呼吸）

顔面の均衡を崩す原因に、「咀嚼の偏り（片側噛み）」があります。食べるときに、片側で繰り返し食べる（噛む）と、噛み癖のある側の顔が縮んで潰れてしまうのです。

片側噛みを続けると、眼の大きさにも影響します。よく噛むほうの「利きあご」のほうは咀嚼で使いすぎるために筋肉が縮んで眼が小さくなってしまうのです。反対に、あまり使わないほうは頰の締まりがないために眼が垂れ下がり、ぼんやりとした顔になってしまいます。


次に寝るときの姿勢。これは右側か左側かどちらか横側を向いて、つまりどちらかを下にして眠る癖かうつぶせ寝のことを言います。片側噛みの側を下にした横向きかうつ伏せ寝が多い。横向きで寝ると、下にした側の顔面が潰れて歯並びが歪んでしまいます。うつ伏せでは頭、顎、歯列、脊骨にまで変形が及びます。


口呼吸は哺乳動物でも唯一人間だけができる呼吸法で、人類が言葉を習得してできた構造的欠陥で最大の悲劇の一つでもあるのです。口呼吸は多くの疾患、特に免疫病を引き起こします。人類特有の免疫病に深く関連することが最近、ようやく理解されるようになってきました。

口呼吸は口の使い方の誤りの中で最も具合の悪い習癖です。最も軽症の免疫病に花粉症がありますが、これも口呼吸の改善で回復することが多いのです。

口の使い方がその人の顔かたちや容姿と関係があることを理解している人は少なく、まして使い方一つで免疫病の原因になると思っている人はほとんどいません。

前述したように口の使い方で顔が歪むだけでなく、ほかの器官にも影響を及ぼすから容貌はもとより容姿、歩く姿勢、プロポーションにまで深く関係してきます。口呼吸ではからだ全体が酸素不足になるので、皮膚も黒ずんでシミやふきでものだらけになります。また顔の至るところでたるみやシワができて、老け顔やふぬけ顔、乏しい表情の顔になってしまいます。

一方、きちんと鼻で呼吸して筋肉を使っていると、眼に輝きが出て表情も豊かで顔全体にハリが出て実年齢より若く見えるようになります。

口は、食べ物を摂取して咀嚼する器官で、息をする器官ではありません。呼吸は鼻で行います。このように咀嚼と呼吸は本来別々の器官で行われるものなのですが、日本人には口で呼吸する人が非常に多いのです。

この寝相・片噛み・口呼吸の三つの癖はわれわれの健康に重大な影響を及ぼすので、後の章でじっくり解説していきます。


顔のほかに、健康状態のバロメーターにすべきものがあります。脈拍です。

脈拍だけで、ある程度は、自分の健康状態がよいか悪いかを測定することが可能です。

脈拍の正常値は年齢によっても異なりますが、大人で一分間にだいたい六〇～七〇なら標準、多くても八〇ぐらいまでが正常値です。子どもだとやや上がって八〇前後になるのですが、今では一二〇などという高値を示す例も少なくありません。

この原因の一つは、口呼吸によって心臓や血管の中にバイ菌が入っているためです。今の医師は、子どもが一二〇などという危険な値の脈拍を示しても放置してしまうのです。脈拍が一二〇というのは走らせると死んでしまうほどの危険なレベルなのです。

間違った健康情報に振り回されてはいけない

あなたが健康であるかそうでないかは、簡単に分かることなのです。次の章から私が述べる「正しい生活習慣」さえ続ければ、いつまでも健康で長生きできます。治らないと医者に見放された病気も治すことができます。

しかし、世の中には間違った健康情報がたくさんあります。偽情報を発見して駆逐するのは行政の仕事なのですが、そもそも厚生労働省や患者を治す医師が真実を知らずに間違った情報を信じ込んでいるから問題なのです。自分たちのしていることが何らかの事件事故になってからでないと行政も医師も対応しないのですから、結局は自分で勉強して、その情報が正しいか正しくないかを見極めるしかないのです。

たとえば、記憶に新しいところでは、テレビのバラエティ番組による捏造がありました。嘘のデータをでっち上げて、「納豆がダイエットによい」と喧伝し、食料品店の棚から一斉に納豆が消えるほどのブームに発展しました。のちにそれが嘘だと分かって、さらに大騒動になりました。

これも、納豆とはどういうものかを知っていれば、あるいは、情報を受け売りにせず知識を自分で学ぼうとすれば、嘘だというのはすぐに分かるはずです。人から言われたことを真に受けて、検証も調べもせずに、「騙された」というのは私もどうかと思います。

ただ、そうは言っても、テレビのような権威的な機関が、耳あたりのいい情報を出せば、それを信じたくなってしまうのは人情であり、また、騙すほうもそれなりの説得性を持たせようとするから、真贋の見極めが難しいのも事実です。

たとえば、健康に関するこんな情報がまかりとおっていますが、あなたはすぐに正しいか正しくないか判断できるでしょうか。

・離乳食は生後五カ月から与える

・しょうがはからだを温める

・玄米はからだにいい
・ステロイド療法がぜんそくにはいい
・スポーツはからだにいい
・難病と呼ばれる免疫病には治療法がない

このうちのいくつが正しくて、いくつが間違いでしょうか。実はこの六項目は、すべて間違っているのです。

私の発言にビックリされた方も多いでしょうが、そのことは世の中の多くの人が間違ってニセの情報を信じたり、それに基づいて行動していることを示しています。

良薬は口に苦し。昔の人はいいことを言いました。真実を受け入れることは、ときには受け入れがたいこともあります。

人間は万能ではないから、毎日接する情報をいちいち検証、調査などしていられません。だからこそ、安易に情報に踊らされないように、世の真理に照らして正しいかそうでないかを見極める姿勢が大事になってきます。

この本では私が実験を繰り返して発見した事実をもとに、人間が健康で幸せに生きるための情報をお伝えします。必ずしも現在の医学的見解と一致するものばかりではありませんが、どちらが正しいかは本書を読み進むうちにみなさんがきっとご理解いただけるようになります。

健康は生き方で決まる。
そしてあなたの健康は顔を見れば、分かるのです。

1章

現代人が病気になりやすい理由

原因不明な病気が四〇年前に増えた理由

夏になると今ではだいたいどこへ行ってもクーラーが効いています。そればかりか最近は春でも秋でも冷房をかけているところが多くて、日本人のからだは以前とは比べものにならないほど冷え切っています。真夏でも外気に触れることなく、一日中冷房の効いた部屋で過ごしている人も多いはずです。

一日中冷えた空間の中にいると、からだが芯まで冷え切ってしまいます。そうでなくても最近の女性は着るものは薄着で、肩出し、ヘソ出しは当たり前ですから、日常的に低温体質になっています。

冷房はからだに毒なので、やはり使わないに越したことはありません。どうしても暑ければ、せめてドライ設定にして湿気を抑え、うちわか扇風機でしのぐようにするのがいいでしょう。

日本人の生活習慣、ライフスタイルがガラリと変わったのは、一九七〇年代ころです。

この時代は高度経済成長期で、日本中に家電製品がほぼ行き渡ったころでもあります。家電製品、なかでも冷蔵庫とエアコンが普及し、夏でも涼しい部屋で冷たいものを食べたり飲んだりするという習慣が定着したのが、このころです。

今の冷蔵庫は、マイナス二〇度まで冷やせるようになっていますから、冷蔵庫からとってきた氷を水に入れると急激な温度変化でビビッひび割れてしまいます。昔の冷蔵庫でつくった氷はこんなふうにはなりません。なぜなら、マイナス四度ぐらいまでしか冷えないからで、同じ冷やすのでも、マイナス二〇度は冷やしすぎです。急速冷蔵の冷蔵庫の普及と慢性疾患が増えていることと無縁ではありません。


また日本企業の製品が「メイド・イン・ジャパン」として海外に輸出され、「ジャパン・アズ・ナンバー1」と称賛され始めたのも、同じころです。ビジネスマンは睡眠時間を削ってまで猛烈に働き、後述する「骨休め不足」となっていったのです。

睡眠時間を短くする。

冷たいものを食べたり飲んだりする。

体温が下がる。

こうしたことを繰り返した結果、細胞レベルの新陳代謝が著しく阻害され、免疫力が低下していったのです。

それまでは自分の腸の中にある常在菌が白血球によって運ばれて、ばらまかれたところで細胞が感染する病気がほとんどでした。いつどこに感染するか分からないことから、「日和見感染症」と呼ばれたのです。子どもの場合は、「自家中毒」と呼ばれていました。

しかし、ライフスタイルの変化とともに、日本人にもともとあった健康習慣が損なわれ、わけの分からない難病といわれる免疫病にかかる人が増え始めたのです。


日本以外でもたとえば、シンガポールは熱帯気候のため一年中、冷房温度がやたらと低くて、ホテルでもオフィスでも一八度ぐらいに設定してあります。冷房に慣れている日本人でもさすがにこの寒さには耐え切れません。そんな寒い中で現地の人たちは冷たいものばかり飲むので、私は一度彼らに、「そんなに冷たいものばかり飲むとからだに悪い」と止めたら、「私もやめようと思うんだけどやめられない」と話していました。

試しに冷たいものを飲むのをやめてみたが、とても耐えられなかったとその人は言っていました。しかも彼らはビールに氷を入れて飲む習慣があって、それをやめたら夢にまで出てきたそうです。

オフィスや自宅をガンガンに冷やして、厚着をして冷たいビールを飲む。彼らにとっては、それが豊かさの象徴なのですが、シンガポールの人は感覚が狂ってしまっているとしか言いようがありません。

その結果、どういうことが起こるかというと、特に中国系の裕福な層などは、すごく寿命が短くなって、六〇歳ぐらいでいろいろな病気になって亡くなってしまうのです。

病気になるかならないか。その差を分けるものは、ひとえに生活習慣にかかっていると言っても過言ではありません。

日本人が夏バテしなくなった理由

最近、「夏バテ」という言葉を聞くことが少なくなったように感じませんか？

二昔前は、夏になると食欲がなくなって急に痩せたり、あるいは、水物の取りすぎでお腹をこわすことが日常茶飯事でしたが、最近はそういうことはなくなりました。

これは、日本人のからだが丈夫になって猛暑を乗り切るほど強くなったということではありません。実態はその逆で、今の日本人は一年中バテているので、夏になってことさらバテることがなくなったというだけのことです。夏に体調が悪化したように感じないだけのことですから、決して喜ばしいことではありません。実態はもっと悪くなっているのですから……。

そもそもなぜ夏バテになるのでしょうか。

冷たいものを飲んでしまうと、冷えた胃腸を体温の三七度まで温めようとする恒常反応が働きます。常温の水（夏で二四度）を体温まで一三度温めるためのエネルギー量は相当なもので、それにエネルギーが使われてばててしまうのです。

寒いときに冬ばてしないのは、からだが温まるものをよく食べるからで、外気がどうであれ、からだを冷やすのは生命活動のうえから、決定的によくありません。

それが今では、冷暖房と冷蔵庫の普及で、寒い冬にも暖房をたいた家の中で冷たいビールを飲むようになって、一年中からだを冷やしてしまっています。冷蔵庫などなかった昔、夏に常温の水を飲みすぎただけでからだがバテていたのです。これが、昔の夏バテです。今は一年中バテているので、夏バテがなくなってしまっただけなのです。今の状態がどれほど健康によくないか、どれだけ言っても言いすぎることはないのです。

私自身も今から三〇年ぐらい前、マイナス二〇度まで冷やせる急速冷凍の冷蔵庫を買って、ビールを凍る寸前まで冷やして飲むのを習慣にしていました。何のことはない、冷蔵庫の恩恵に預かっていたのです。しかし、冷えたビールを飲んだ翌朝に、どっと疲れが出てしまい、「これはおかしい」と気がついて以来、ビールはあまり飲まなくなりました。飲むとしても、今は温めて飲むようにしています。

温かいビールなんておいしいのかと思うかもしれませんが、これが意外にいけます。温めたビールを飲むと、一杯飲んだだけで顔が真っ赤になって酔っ払ってきます。どんなに大酒のみの人でも酔っ払いますから、そんなに量を飲まなくて済んでからだにもいいのです。一度飲んだらその味はクセになってすぐ気分がよくなって、アルコール分のとりすぎも抑えられるので、これほど好都合なことはありません。

そうすると困るのがビール会社です。たくさん飲んでほしいから、冷やしておいしいタイプのビールしか売ろうとしません。

そもそも昔はビールは温かい飲み物でした。マゼランが脚気防止のためにバビロン時代のお酒のつくり方を復活させたことで、ビールが広がったのですが、冷蔵庫がない時代に航海していたのですから、ビールは常温で飲んでいたのです。

ドイツなどでも、夏は冷たいビールを飲むこともあるが、通常は常温で飲みます。さらに、冬になると温めて飲むのが普通です。湯煎用の専用カップがあって、熱湯を張った容器にカップごとひたして熱燗《あつかん》のようにして温めて飲むのです。ベルギーでもイギリスでも、ビールが盛んな国では、常温で飲んでいます。

戦国武将ののどの渇きの癒し方

都会のアスファルトだらけの街並みでは、夏の日中の温度が四〇度近くなったりして、ちょっと外を歩いただけで汗だくになって、のどもカラカラに乾いてきます。すると、水分を補給するためについつい冷たいものをガブガブ飲んでしまいます。

しかし、これが命取りになることを、どれだけの日本人が理解しているか、大変心許ないかぎりです。冷たいものはからだには決定的によくありません。

確かに暑いときに冷たい水を飲むと一時的にのどの渇きは癒せるし、爽快感が得られるものですが、その代わりからだはどっと疲れてしまうのです。よくサウナに入った後に、冷たいビールをおいしそうにゴクゴク飲む人を見かけますが、せっかく温めたからだを冷たいものを飲むことで急激に冷やすのですから、大袈裟ではなく自殺行為と言っても過言ではありません。

たとえば、アラブなど極端に暑い国の人たちはのどの渇きを癒すためにどうしているかというと、エスプレッソのような濃い目のコーヒーを、ものすごく甘くして、三時間に一度ずつくらいほんの少しだけ飲んでいます。それは、体温よりも外気温が極端に暑いときに、冷たいのをごくごく飲んでしまうとたちどころに体力を消耗し、汗びっしょりになって死んでしまうことさえあるからなのです。これは、アラブの生活の知恵と言えます。

もちろん、炎天下で熱いお茶を飲むと熱射病で死んでしまいますから、日陰の涼しいところに入って飲むのです。

日本でものどが渇いたときには暑いお茶を飲んでいたものです。

豊臣秀吉が石田三成を見出した「三碗の才」というエピソードがあります。鷹狩りの帰りにのどが渇いた秀吉は観音寺というお寺に立ち寄りました。

まだ寺の小僧をしていた少年の石田三成は、最初はぬるめのお茶、二杯目は最初よりは若干熱め、三杯目は熱いお茶を少量というように、熱さや濃さ、量を変えて秀吉をもてなしました。この気遣いが評価されて、三成は秀吉に登用されたのですが、冷たい水がからだによくないと知っていた戦国武将はのどが渇いたからといって、ゴクゴク飲むようなことはしなかったのです。

昔の人は「冷たいものを飲んだり食べたりすると、お腹をこわす」と言って、腸を冷やすようなことは慎んでいました。四度Ｃのミルクやビールを長期間毎日のように飲めば、自分の口・

喉・胃腸内の無害の常在菌が白血球内に自動的に取り込まれて顆粒球となり、これにより腸管粘膜細胞が汚染されて腸管造血系がダメージを受けて潰瘍性大腸炎やクローン病といった難病になります。

腸を冷やすと、腸がしもやけ状態になり、腸扁桃（盲腸など）からとめどもなく腸内細菌が体内に入ってきて、さまざまな免疫病が発症します。

最近では、アフリカでも中東でも、冷暖房や冷蔵庫が普及してきて、冷たいものを食べたり飲んだりするようになりましたが、今でも高齢者の人たちは昔の習慣を大切にしています。体温よりも熱いものを飲むようにすることで、暑くても体力が保たれるのです。

とにかく、からだをむやみに冷やしてはいけません。どうしても冷たいものが欲しくなったら、うがいをするようにすればいいのです。のどのところには温度を感じるセンサーがあるので、うがいしただけで汗がドバーッと出てきますが、その後で人肌（四〇度C）のものを飲むとからだにいいのです。

うがいがバイ菌の侵入を防ぐ

「外から帰ったらうがいをしなさい」

昔のお母さんは、口癖のように子どもにそう言い聞かせていたものでした。母というのはありがたいもので、医学的な根拠など知らなくても昔から伝わる生活の知恵とでもいうべきものを働かせていたのです。

風邪をひくとかひかないということだけではなく、「のど」はすべての病変の出発点なのではないかと言われているほど大事な器官です。誰に教えられたわけでもないのでしょうが、母親は、それを直感的に感じ取っていたのかもしれません。

のどの扁桃腺は、太古の原始脊椎動物から受け継がれた白血球造血器官です。ドイツのワルダイエル博士が百何十年も前に発見したのですが、その博士が「すべての病的現象はのどの扁桃リンパ組織から始まる」と言っています。患者さんのからだを隅から隅まで詳しく診察すると、白血病をはじめとするすべての免疫病は本当にのどから病変が始まることが分かります。

まだ私が東大病院にいたころ、勉強ばっかりして「五時間しか寝ない」という女子学生が診療に来ました。彼女は、「しょっちゅうのどをやられるんです」と言っていましたが、口呼吸のせいであることは見ただけですぐに分かりました。のどを診たら、案の定、ひどく荒れていました。

「こんなのどをしていたら、そのうち白血病になっちゃうよ」

「なぜのどを診ただけで分かるんですか。実はこの間のどをやられて入院したときに、病院で検査したら白血病の疑いがあるというので精密検査したばかりなんです」

のどから白血病が始まるのですから、のどを診ればその可能性があるかどうか分かります。のどにバイ菌やウイルスが巣食って炎症を起こし、ひどくなると白血病になってしまうことがありますが、その原因の多くは口呼吸にあります。

子どもの白血病の原因もほとんどが口呼吸と過労とアイスクリームだと言って過言ではありません。のど風邪をひくと関節が痛くなる経験をした人が多いでしょうが、関節には白血球造血巣があり、のどから入ったバイ菌やウイルスが白血球に抱えられて関節の造血巣にバイ菌やウイルスを移すので痛くなるのです。従って、白血球の造血機能に何らかの障害が起こると考えるのが自然なのです。

この話を医学生にしたら、「そういえば小児白血病の子はみんな『関節が痛い』『関節が痛い』と言っています」という話をしてくれました。さもありなん、です。

風邪を予防するためには、冬だけではなく、一年中お湯でうがいをするといいのです。うがいすることでのどのバイ菌が減りますが、何と言っても大事なことは、美（鼻）呼吸をすることです。美（鼻）呼吸したうえでうがいをすると、極めて有効です。特に美（鼻）呼吸して温かい酒でうがいすると、びっくりするほどバイ菌、汚れが取れるのでオススメします。

「美（鼻）呼吸をしなさい」
「うがいをしなさい」
「冷たいものは食べてはいけない」

などなど、日本では昔からずっと言われていた生活の知恵です。そういう当たり前のことを実践すれば、当たり前のように健康で長生きできるようになるのです。

そう考えると、古きよき伝統が消失していった戦後二〇年してから、わけの分からない病気が増え始めていることと符合しています。

病気とは何か＝ミトコンドリアを駄目にする六つの要因

高等生命体の命の本質が細胞一粒の単位にあるのではなくて、実は細胞内の生命エネルギー発生源のミトコンドリアにあるのです。これが今まで世界中で気づかれなかったために病気とは何かがわからなくなっていたのです。病気とは、細胞レベルで考えると「ミトコンドリア」の機能に障害が起こることです。そのミトコンドリアを駄目にする原因は、たったの六つしかありません。

一．毒物・サリン・シアン・農薬等

二．環境エネルギーの冷中毒・熱・気圧・湿度・骨休め不足（重力過度）・太陽光不足

三．栄養障害（水・酸素・ビタミン・ミネラル等）

四．寄生微生物（ウイルス・常在細菌・病原菌）・寄生体（虫）

五．生体力学エネルギーの不適（誤った生活習慣・口呼吸・でたらめ寝相・スポーツ過剰・房事過多）

六．生命エネルギーの喪失・親族の死（生命共鳴対象の喪失）

です。その他には輸血・移植の不適合が病因となりますが、これは生活習慣ではないのでここでは除外します。

これらが、病気の原因のすべてです。

これまで何度か出てきた「ミトコンドリア」とは、聞き馴れない言葉かもしれません。これは、何でしょうか。

詳しいことは6章に譲りますが、赤血球以外のすべての細胞内に存在するエネルギー代謝の細胞小器官です。一言で言うと、「生物が生きていくエネルギーをつくり出している」存在なのです。一八億年ほど前に真核細胞の単細胞動物に寄生した好気性（増殖するときの環境とし

て酸素を必要とする）リケッチアに似たバクテリア（細菌）が共生したものがミトコンドリアになったと考えられています。

単細胞動物に寄生したミトコンドリアは細胞呼吸を担い、酸素を使ってエネルギーを産生しますが、このエネルギーがアデノシン三リン酸（ＡＴＰ）というエネルギー物質として保存されるのです。そしてミトコンドリアは進化の過程で多細胞動物の細胞にも受け継がれました。

さまざまな臓器、骨格筋肉系、感覚器官系、心臓血管系、脳・神経系、皮膚皮下組織系、リンパ系、ホルモン分泌腺などは、それぞれの器官や組織の細胞で形成されていますが、これらの細胞は特有の形をしています。これらの一粒細胞の中にミトコンドリアは八〇〇から三〇〇〇粒も共生しているのです。それぞれに特種分化した細胞の働きのすべてをミトコンドリアが司り、細胞に特有の物質を産生しています。

たとえば、脳では神経伝達物質、副腎皮質の細胞ではホルモン、骨芽細胞ではコラーゲン・軟骨・アパタイト燐灰石、膵臓のランゲルハンス島の細胞ではインスリンを産生しています。

そのミトコンドリアの弱点は、体温の低下です。

従って、からだを冷やすと、生命維持に欠かせないミトコンドリアの働きが低下して、バイ菌が体内を駆け巡って、病気になってしまうのです。何よりも「冷え」は健康の大敵なのです。

生命エネルギーのジェネレーター

われわれのからだのエネルギー代謝を司るミトコンドリアは、細胞内にあります。

ミトコンドリアはすべてのビタミン、すべてのミネラルとすべての必須アミノ酸、必須脂肪酸、水と酸素、それからグルコースを分解したピルビン酸を使ってエネルギー物質をつくります。いわば、生命エネルギーのジェネレーター（発電機）です。

エネルギーをどんどんつくっていくときにできるのが、排出物の汗と尿です。泌尿というのは、それが代謝した、いらなくなったものです。血液の中に放出されたその汗と尿は、栄養からエネルギーを取り出して代謝した後の産物なのです。

もう一つ産生されるのが余剰の（余った）栄養産生物で、これらを使って脂肪組織と生殖細胞が幹細胞から分化します。

そしてミトコンドリアは、酸化的燐酸化で血液に電流を流しながらエネルギー物質を産生するとともに、サイトカインや脳内ホルモンといった特殊なものをつくっています。あらゆるホルモンの分泌をコントロールするのが脳下垂体です。エネルギー代謝を司るホルモンが主として副腎皮質細胞から出るミネラルコルチコイドとグリココルチコイドステロイドホルモンです。ミトコンドリアは、これらのホルモンを使ってすべてのミネラルとすべてのビタミンとグルコースを分解したものを代謝しながら、エネルギー物質と同時にありとあらゆる細胞機能で本質的に重要なものをつくっています。

健康の基本は、六〇兆個のすべての細胞内のミトコンドリアが疲れないようにすることです。ミトコンドリアが疲れる要因が、まずからだを冷やすこと。からだが冷えると、細胞内のミトコンドリアの動きが止まってしまうのです。

分かりやすい例を出しましょう。冬になると寒くて手がかじかむことがあるでしょう。これは、寒いと筋肉がうまく動かなくなるからです。では、なぜ筋肉が動かなくなるのかというと、寒さに弱いミトコンドリアがエネルギー物質を出さないために、脳脊髄神経が筋肉をコントロールできなくなってしまうのです。

では、寒さに弱いということは熱に強いのかというと、熱すぎてもだめなのです。四二度をすぎると、ミトコンドリアが死んでしまうのです。ですから、体内が四二度以上に上がったら、たちどころにアウトです。

温熱エネルギーのほかに、超音波、光など、ありとあらゆるエネルギーを受けて、元気になったり弱ったりするのがミトコンドリアなのです。

ミトコンドリアが元気か元気でないか、つまり、健康か健康でないか、病気であればどこが悪いのかは、電子顕微鏡やCTスキャンの写真さえあれば、バイオリゾナンス法（オーリングテスト）によりたちどころに分かってしまいます。

すべての免疫病はのどや腸内の常在菌が白血球に取り込まれ、これが運び屋となってからだのあちこちの細胞内にバイ菌をばらまくと、細胞内感染を起こした部位によって免疫病が発症するのです。だから運び屋の白血球を分離して電子顕微鏡写真を観察すれば、免疫病の進行具合までもすぐに分かるのです。血液を採って白血球を分離して検査屋に出せば、すぐに電子顕微鏡でミトコンドリアの状態を診断できます。

健康に関する本がたくさん出ていますが、残念ながら今でもミトコンドリアを扱っているものはありません。ミトコンドリアの研究者は医学部出身者もいるのですが、皆プロの生化学者になってしまって臨床医学（病気を治す治療医）を完全に離れています。

医者のほうはミトコンドリアがあまりにも細胞小器官で特殊なために、何をしているかということはあまり考えないで、病気とのつながりが一切分からないままです。「ミトコンドリア脳筋症」とか「ミトコンドリア病」といった病気もあるのですが、その原因についてもミトコンドリアがただただ突然変異をしているということだけを言っています。

私は、核のタンパク質合成、つまり細胞質のタンパク質合成をだめにするとミトコンドリアが変異することを四〇年前に発見し、これをまとめて学位論文として発表しました。ただし、これは当時としてはあまりにも最先端すぎて使い道がずーっとありませんでした。

しかし、その後の研究・診療を通じて、ミトコンドリアが生命の鍵を握っていること、そしてからだを温めるとミトコンドリアの活動が活発になって病気を根絶するパワーがあることが分かってきました。ミトコンドリアこそが、われわれの六〇兆に及ぶ細胞をコントロールしているのです。

人間は六〇日で生まれ変わる

われわれが何げなく使っている「新陳代謝」という言葉ですが、これはどういう意味なのでしょうか。ちょっと考えてみましょう。

新陳の新はもちろん「新しくなる」ですが、「陳」とは「古い」という意味で、代謝は「交替する」という意味です。つまり、新陳代謝とは古いものが新しいものに交替して生まれ変わるということなのです。これを、私は「リモデリング」と説明しています。

ちなみに、新陳代謝はドイツ語では、「シュトッフベクセル」と言います。シュトッフは物質で、ベクセルは交換ですから、ドイツ語では物質交換という意味で使われます。

ヒトのからだは眠ったり休んでいるときに主に新陳代謝が起こります。

生命とは渦のようなものです。例えば、川が流れると渦ができます。その渦をつくっている水は絶えず流れて入れ替わっているので、決して同じではありません。しかし、渦はいつでも同じ位置に存在しています。

「ゆく川の流れは絶えずして、しかももとの水にあらず」

鴨長明の「方丈記」の有名な言葉どおりです。

この水をミネラル・栄養物質に置き換えてみてください。ミネラルや栄養物質が代謝回転してたえず渦をつくりながらエネルギーを産生し、しかも流れている栄養分は常に入れ替わっている。生命とはその渦の回転のようなものなのです。この物質の入れ替わりが、新陳代謝（リモデリング）です。

もう少し詳しく言うと、生命のエネルギー代謝には嫌気的解糖（酸素なしで行われる糖分の分解）と好気的酸素による細胞呼吸の二種類があります。

生命現象とは、エネルギーの渦と同時に起こる細胞やそのパーツのつくり替え（リモデリング）のことで、リモデリングによって高等な脊椎動物はエネルギー代謝のほぼ九〇％を呼吸でまかなっています。エネルギーの渦を回す呼吸ができなくなると、当然のことながら健康が損なわれることになるのです。

ヒトのからだは六〇兆個の細胞によって成り立っています。

このうち一兆個の細胞が一晩で新たに生まれ変わっています。一日に一兆個の細胞が新たに生まれ変わっているのですから、六〇日たてば、細胞のすべてが生まれ変わるということになります。

「いくつになっても、人間は生まれ変われる」

われわれはこのような言い方をよくしますが、これはからだの機能の面から言っても、真実なのです。逆に言うと、正しい生活習慣を実行してミトコンドリアの働きを活性化させれば、六〇日でまったく新しいからだに生まれ変わって病気を治すことができるのです。一兆個の細胞が新しく生まれ変わっているのですから、昨日の自分と今日の自分が決して同じであるはずがありません。

そしてこの細胞の生まれ変わりとは、ミトコンドリアのエネルギーによってなされる生まれ変わりにほかなりません。ミトコンドリアがエネルギーを産生することによって初めて、エネルギーの渦の回転、すなわち、新陳代謝が行われ、細胞のリニューアル（リモデリング）が起こるのです。

新陳代謝（リモデリング）で無病息災

ところで、六〇兆個の細胞でできたからだが、どうしてまとまった統一的な行動を取ることができるのでしょうか。各器官が勝手にバラバラに動いていては、生命維持の活動ができません。

ヒトのような高等生命体を国家にたとえると、おびただしい数の器官や組織が県や市、町、村、工場、商店、家々ということになります。これらを運営するのは、すべて国民です。ヒトが存在しなければ、国もお店も存在できません。からだの中でこのヒトに相当するものがなければ、六〇兆個の細胞は一個体として運営されないのです。それが、細胞内に存在するミトコンドリアなのです。

細胞と細胞をホルモンとサイトカインで連絡を取り合いながら、物質と血流と流動電位によってミトコンドリアがまるでヒトビトのごとくに一心不乱に働いて個体を統一的に維持しているのです。ここまで解明できると、生命のことが本当に分かってきます。

大人は寝ている間に各種ホルモンが分泌されてリモデリングがなされて、老廃物をたくさんつくる準備をしています。

リモデリングをするということは、二カ月で全部の細胞が入れ替わるということですから、ある意味ではまったく違う人間になるということもできます。フランツ・カフカは『変身』でセールスマン、グレゴール・ザムザが、ある朝目覚めたら、虫に変身していた様子を描き出しましたが、そもそも一日で一兆個の細胞が新たに生まれ変わっているのですから、今日の自分が昨日の自分と同じであるはずがないのです。カフカの『変身』は極端ですが、われわれ人間も毎日、昨日と違う自分に変身しているのです。

物質的に細胞は全部入れ替わるにもかかわらず、個体としては生命の実体は何一つ変わらない。別の言葉で言うと、質量のある物質は全部変わっているのに、一人の人間の精神、魂は変わらないということです。物質がすべて入れ替わっても、魂だけは不変として残ります。哲学的な自己というのは魂のことで、六〇兆個の細胞の中に巡っている固有のエネルギーのことで、これはその個人に固有の体温と同様のエネルギーのことです。

魂がなくなると、われわれはそのからだを「亡骸《なきがら》」と言います。生き物としては死んでも、からだという物質が後に残ります。現代科学では、唯物論者を中心にして「心や魂などは存在しない」と思っている人がたくさんいます。キリスト教にも同様の傾向が見られ、質量のある物質だけを物質と思い込んでいます。しかし、魂も精神も体温と同じエネルギーです。

エネルギーが渦のごとく体内を巡らなければ、細胞もリモデリングできません。栄養物質が魂（心・霊）というエネルギーに変換されながら、リモデリングが行われるのです。エネルギーがなければ、われわれは魂を失い生命維持活動ができないのです。

ここに質量はエネルギーと等価であるという「質量とエネルギー保存の法則」を当てはめると、われわれの肉体や食べ物は質量を持った物質であり、精神や心、魂は体温と同じエネルギーであると言えるのです。これは、仏教で言う「色即是空」の考え方に近いと言えます。色即是空の「空」がエネルギー、そして「色」が質量のある物質、肉体です。

「質量とエネルギー保存則」を導入すれば、われわれの生命の営みと病の発生原因の究明は、いともたやすいものとなるのです。

2章

正しい生活習慣が健康をつくる

免疫とは何か

免疫力とは、細胞レベルの消化力と細胞の生命力のことを指します。腸管から吸収された細菌やウイルス、不良栄養から優良栄養を血液内から細胞内に吸収し、そこにおいて細胞レベルの再消化をしてリモデリングする再生力のことで、つまり新陳代謝力と言えるのです。この働きにはエネルギー代謝、呼吸と解糖の円滑な回転が必須なのです。

難治性疾患の免疫病とガンや白血病や統合失調症等のすべては、からだの器官や組織を構成する細胞群への腸内細菌やウイルスの細胞内感染症です。

難治性疾患には、次ページのような病気が挙げられます。

このほかにパニック障害、心因性嘔吐、脳血管障害、摂食障害、不眠症、てんかん、過呼吸症、拒食症、過食症、偏頭痛、うつ病といった神経系の病気とされているのも、免疫病です。

主な免疫病と難治性疾患

- 糖尿病
- 高血圧症
- リウマチ
- 顎関節症
- ぜんそく
- シェーグレン症候群
- うつ病
- 統合失調症
- ベーチェット病
- 緑内障
- 紅彩炎
- 散瞳
- 網膜症
- 中耳炎
- 内耳炎
- めまい
- 耳鳴り
- 難聴
- IgA腎症
- 急性腎炎
- ガン
- 白血病
- アトピー
- 熱性痙攣《けいれん》
- てんかん
- 自閉症
- パーキンソン病
- 脳血管障害
- 認知症
- 統合失調症
- パニック症
- 摂食障害
- 再生不良性貧血
- 悪性リンパ種
- 関節性疾患
- 間質性肺炎
- 甲状腺機能障害
- 多発性硬化症
- 脊髄小脳変性症
- ALS（進行性筋萎縮性側索硬化症）
- SLE（全身性狼瘡《ろうそう》）
- 膠原病
- 皮膚筋炎
- 潰瘍性大腸炎
- 動脈炎
- 心内膜炎
- 心筋症
- レーノー病
- 脳下垂体機能障害
- 副腎機能障害
- 腎臓障害
- 膵臓・肝臓障害
- 皮膚疾患（アトピー、乾癬《かんせん》、痒疹）
- 重症筋無力症
- 花粉症
- 中枢神経障害

難治性疾患の原因はどこにあるのか

今日世界中の文明国では、前項で述べたような「わけの分からない免疫病」は、ごくありふれた病《やまい》となっています。特にわが国では五〇歳前後の人はたいてい前項に列挙した病気の一つや二つは持っています。

これらの病気をくわしく観察すると、四〇年前に大人では日和見感染症と呼ばれ小児や赤ちゃんでは自家中毒症と呼ばれていた疾患が、生活環境の激変によって劇症（極めて症状がひどい）型となっている病気だったことを最近私が発見しました。大人も子どもも自分の喉や口の中や腸の中の常在菌（腸管内に共生しているバイ菌）が白血球に取り込まれ、これが運び屋となって体中にバイ菌をばらまくと、いろいろな臓器や組織の細胞にバイ菌が入り込んでしまうのです。このようにすべての難治性疾患をじっくりと観察すると、各種器官の中の細胞内にバイ菌かウイルスが入り込む細胞内感染症であることが分かりました。こんな重要なことを見落としていたのですから、今までの医者は病気を深く考えていなかったということです。

病気には歴史があって、まず伝染病、疫病の時代がありました。伝染病は病原菌が伝染する病気ですが、病原菌に感染しただけで発病します。口から入っただけでもう激烈に発症する毒性を持っています。それは細胞の中に入ると相当大量に入らないと発病しないというほど毒性が弱い微生物ではないのです。伝染病の時代は抗血清・ワクチンや抗生物質により、克服されたかに見えました。

ところが、医学がどんどん発達してきたにもかかわらず、昔なかった病気、いわゆる免疫病や難治性の疾患がやたらに増えています。でも、こういうことが起きるのは文明社会だけです。たとえば、アジアやアフリカの未開地域に住む原住民には前述した免疫病や難病は見られません。免疫病は一種の文明病、贅沢病なのです。従って、文明社会の中でわけの分からない免疫病がごくごく一般的になってしまったのは、何か特殊な原因があると考えなければなりません。

「ライフスタイルが哺乳動物として間違っているからではないか」

「からだの使い方がどこか野生の動物と違うところがあるに違いない」

そういうふうにして考えていくと、まず口で息ができるのは哺乳類のうち、言葉をしゃべるようになった人類だけです。ミトコンドリアの研究をする前から、私は学生時代から口で息をするということは人類特有の構造欠陥であろうということに気づいていました。口呼吸で大変な病気が起きる、それに寝不足が加わると難しい病気になりがちだと、四〇年前から気づいていました。

さらに、冷たいものが加わると劇的に悪くなるということが分かって、それは何が原因かと考えると、つまり体温が深部体温で一度下がると腸内のバイ菌がパイエル板から血液の中に入る、冷血動物と同じになるということに気づいたのです。

一度体温が下がると、白血球は一切バイ菌を食い殺さなくなります。

病気になる・ならないはどこで決まるのか

私たち恒温動物は、悪いバイ菌が体内に入ってくると白血球がバイ菌をとらえてミトコンドリアが熱を出して、バイ菌を殺そうとします。しかし、冷血動物といわれる低温動物にはそういう芸当ができない代わりに、からだの仕組みがバイ菌と共存するようになっているのです。従って、どんなに新鮮な刺し身でも熱処理しないで食べれば、魚に共存しているバイ菌をからだに取り込んでしまうことになるのです。

ヒトも冷血動物から進化してきているので低体温になるとバイ菌が共存してしまいます。三六・五度以下になると、バイ菌にとっては住み心地のいい環境なのです。

免疫病とガンはどこに発症するのでしょうか。答えは、あらゆる臓器で、血液とリンパ液が巡っているからだの全域で発症するのです。そして精神病は脳内のニューロン（神経細胞）内の細胞内感染症で発症します。

消化管内臓系、筋肉系、骨・関節系、骨髄系、脈管系、リンパ系、呼吸系、皮膚・皮下組織系、泌尿器系、生殖系、脂肪組織系、末梢神経系、感覚器系、中枢神経系など、あらゆる臓器に免疫病は発症します。

口から肛門まで、鼻も生殖器も全部、腸管の一部です。口と肛門は腸管という長いパイプの上と下の口なのです。そして肺も腸に由来しています。従って、口やのどや腸の中に共生しているおびただしい数のバイ菌やウイルスは、白血球に取り込まれて血中を巡りあらゆる組織・器官に運ばれる可能性があるのです。

扁桃腺でつくられる白血球が口呼吸でバイ菌に感染すると、細胞内にバイ菌を抱えた（細胞内感染した）白血球に変質してしまいます。のどから感染した白血球によって皮膚や血管、肺にバイ菌が運ばれて、行き着いた先の組織・器官の細胞内にバイ菌をばらまいてしまいます。そのバイ菌感染した細胞群が所属する器官や臓器や組織名によって症状が異なり、従って病名も違ってくるだけで、病気そのものはすべて同じバイ菌の感染です。従って治療法も同じでいいのです。

　バイ菌がどこに行くかは人によって違います。その場所がどこかということは、その人の健康状態次第ということです。

　バイ菌が膵臓に行けば膵臓炎になり、膵臓のランゲルハンス島に行けば糖尿病になるということです。網膜に行くと網膜症で眼が見えなくなります。脳の中に入ると脳症を起こし、骨の中に入ると骨髄造血巣で肉芽をつくることもあります。このように千差万別です。


　今の免疫学者は、脳内出血を免疫病ではないと思っていますが、その原因は実はバイ菌なのです。冷や酒を飲みすぎると、腸内の悪玉菌が大量に白血球に抱えられて血中を巡り、脳の血管にバイ菌が巣くうと、血管が破れてしまいます。脳脊髄液はリンパ液ですからバイ菌を抱えた白血球は脳下垂体門脈から脳内へとフリーパスして脳内はバイ菌だらけになります。従って脳症もうつ病も自閉症も脳内出血もすべて免疫病なのです。

　病気には「あるレベルまで来たらもう何をしてもダメ」という手遅れというのがあります。血管が破れてしまうと、まさに「覆水盆に返らず」で、手の施しようがありません。血管が破れるのも、実は腸のバイ菌が血管に巣くって眼底出血とか脳内出血になるのが原因です。そこまで行く手前だったら治すことはできますが、破れてしまったら、現代医学の外科手術に頼るしかありません。

健康な人でも一晩で約三〇〇〇個のガンに発展する可能性のある腫瘍細胞（細胞内感染細胞）ができているといわれています。言い換えれば、われわれヒトのからだは常にガン細胞を抱えているようなものなのです。ただし、元気な白血球が老廃物や古い細胞、腫瘍細胞などを見分けて退治してくれるので、ガンにならないでいるのです。

しかし、新陳代謝機能が衰えると、ガン細胞が増殖してガンが発症するのです。

免疫の本質

ちょっと専門的な話をします。

日常的に「免疫ができた」という言い方がなされて、「免疫」とは病気に対する耐性ができたというような意味合いで使われますが、正確に言うと、免疫力とは「細胞レベルの消化力」ということです。

さらに詳しく言うならば、免疫系とは、栄養食品をはじめとする微生物を含めた腸管内から、身体に取り込まれる物質の消化・吸収・代謝・排出の細胞レベルのシステムということです。

免疫系とは、腸管系を中心とした「吸収・排出系」に伴った、エネルギーを含めたあらゆる物質の消化・吸収・同化であり、あらゆる生体における、細胞レベルの消化・吸収、運搬、代謝、細胞呼吸、同化・栄養貯蔵、異化分解・泌尿・生殖系の過程をひとまとめにした現象系であり、さらに古くなった細胞や細菌やウイルスに感染した細胞を壊して消化し、新しくつくり換えるリモデリングを行う白血球を中心とした間葉細胞系の生命活動全域を言います。

言葉を換えて言えば、細網内皮系の間葉系細胞が中心となった生命活動の総体ということもできます。

活動の中心は血液細胞が担当します。赤血球と白血球です。

赤血球が利用可能な栄養と酸素および老廃物と炭酸ガスの吸収と運搬に対応します。

白血球が微生物、抗原、異種タンパク、古くなった細胞、高分子物質の消化・吸収・代謝・運搬に対応します。

その活動の結果生じる老廃物の汗と泌尿と、余った栄養としての遺伝物質を抱えた生殖細胞や貯蔵物質（脂肪）細胞も免疫系の一翼を担っています。

従来の医学では、白血球とその関連器官が免疫の中心器官とされてきましたが、赤血球も主役と言っていいでしょう。もともと赤血球と白血球は機能が異なるだけで、生命体にとっては等価で、由来から機能に至るまで同じと見ることができます。

生命体にとってもっとも重要な鰓器（エラの呼吸器）とその関連器官が、現在の免疫の最重要部位となっており、脳下垂体、肺、胸腺、腎臓、副腎、甲状腺・副甲状腺、肝臓、脾臓、膵臓、消化管全域、大網と脂肪の流れ全域、心臓血管リンパ系全域、細網内皮系全域が、免疫現象の場となります。

いわゆる自己免疫疾患とは、口呼吸と腸の使い方の誤りで起こる体細胞の口やのどや腸内の細菌やウイルスの感染で発症する細胞の新陳代謝の障害のことで、自分の腸内細菌で自分の細胞が汚染されている免疫病のことですから、昔は子どもでは自家中毒症と言われ、大人では日和見感染症と言われた病気のことです。自分の細胞を自分の白血球が攻撃していると勘違いして自己免疫疾患などと呼んでいますが、実は自分の腸のバイ菌に汚染された細胞を白血球がやっつけていたのです。過労も細胞呼吸と解糖のエネルギー代謝の失敗を招いてしまうのです。

免疫病を治せなくなってしまった今日の「自己・非自己の免疫学」の樹立のきっかけとなったのが、フランスの女流学者ル・ドアランが行ったウズラとヒヨコ（ニワトリ）のキメラの実験です。

ル・ドアランは胎生期のウズラの脳や神経堤の一部を胎生期のヒヨコに移植する実験を行いました。胎生期の動物は移植免疫系が働かず免疫寛容があって移植手術をしても生着します。

それでキメラ（ウズラとヒヨコのよせあつめ）がフ化します。ヒヨコのからだにウズラの羽が生えたつぎはぎのトリが生まれるという奇妙なことが起こりましたが、成長するにつれてヒヨコの白血球によってウズラの羽が消化されて羽は脱落し、結局ヒヨコが死んでしまいました。この実験から、「自己・非自己」を見分けるのが白血球であるという見解が新しい免疫学の大勢になってきました。

しかし、ちょっと考えれば分かることですが、このような事態は自然界では絶対に起こり得ないことです。動物実験で得られた特殊な結果を自然界で発症する病気という事象に当てはめようとすることに無理があります。それを当てはめたところに、現代の免疫学の悲劇があります。

このような考え方に立脚していては、免疫病を治せるはずがありません。

免疫病はエネルギー保存の法則をど忘れした結果、エネルギーの不適切な摂取とエネルギー代謝の要である呼吸の失敗によって起こっているのです。

顔や背骨、骨髄の歪みや潰れの変形症は、形に現れにくい機能性疾患（からだの使い方の偏りや誤りで起きる病気）である免疫病の形に現れた疾患なのです。

これまでの医学では、質量のない物質エネルギーで病気が発症するという概念がありませんでした。現代医学で治療法が確立された病気はすべて器質性（外傷や結核菌など特殊病原菌の感染等で器官の組織や細胞が破壊される）の病気です。機能性の疾患はからだの使い方の誤りによって起こる病気で、免疫病も詳細に見ていくと、ただの腸内の常在菌や雑菌、ウイルス感染といった無害のはずの細菌のはっきりしない細胞内感染がエネルギーの摂取の仕方やからだの使い方の誤りでからだがくたびれているために起こる病気であることがほとんどです。

原始脊椎動物のサメの時代から皮膚は白血球がバイ菌やアミンを消化してミネラルとともに排出する場です。

あなたの健康を守る六つの習慣

人間が生きていくうえで欠かせない行動を挙げるとすれば、次の三つです。

一つは、「呼吸」。

ヒトは五分も呼吸しないでいると、たちどころに死んでしまいます。

二つ目は、「食事」です。

食べ物を摂らないと呼吸で燃焼するエネルギー源が補給されないので、呼吸をしていても死んでしまいます。

三つ目に、「睡眠」。

睡眠は生命維持活動とは直接関係性がないように見えるので、見過ごされがちですが、「骨休め」という重要な役割を担っています。骨休めとは、重力作用の解除、つまり立位・座位による「位置のエネルギー」の解消で、細胞呼吸と新陳代謝に不可欠です。


それでは、「病気にならない生活習慣」をご紹介しましょう。たった六つです。この正しい習慣を続けるだけで、あなたは健康で幸せな人生を送ることができるでしょう。

・常に鼻呼吸（美呼吸、話しすぎない）
・両側噛みでよく噛む（三〇回以上）
・体温以下の冷たいものを飲まない、食べない、体を冷やさない
・骨休め（上向きで寝る）を十分にする
・ゆるやかな体操をする
・太陽光を浴びて体を温める

寝相、片嚙み、口呼吸の三つの癖を正すとともに、見落としがちな熱エネルギー、つまり食べ物や飲み物、衣類に注意を払い、「自分の健康は自分で守る」をモットーにすれば快適な生活を送ることができます。

私が特に実践している健康のための習慣は、太陽光線によく当たることです。

病気にならない生活習慣①美（鼻）呼吸

人間が口呼吸をするようになったのは、約六〇〇万年前に類人猿から分離したときに、言葉を話すようになったからです。人間が言葉をしゃべるときは必ず口から空気を出しています。人間以外の哺乳類では、サルやイヌ、ネコは口から声が出せます。これに対して、ウマやブタは口から空気を出せないため、鼻から声を出しているのです。従って、「ヒヒーン」「ブーブー」という同じ鳴き声しか出せません。

呼吸は生きていくうえで必要不可欠ですから、哺乳動物の鼻腔と気管はつながっています。気管が食道の入り口の真ん中にあるために、ヒト以外の哺乳動物は食べ物を丸飲みすることができません。ネズミやリスは頰にある袋に食べ物をいったんためて食片を小さく嚙み砕いて、呼吸しながら気管の両脇の狭いすき間を通して飲み込んでいるのです。

実は、ヒトの赤ちゃんもほかの哺乳動物と同じように、鼻腔と気管が立体構造としてつながっています。ヒト以外の哺乳動物も成獣になってもこの構造を保っています。唯一、人間だけが生後一年たつと、鼻腔と気管が分離してしまいます。言葉を話すことで、「ウォルフの法則」に従って、喉頭蓋軟骨が徐々に縮小して、口で呼吸できるようになるのです。

今はおしゃぶりをしている子どもがわが国では少なくなりましたが、おしゃぶりを二〜三歳で取り上げると、子どもは一〇〇%口呼吸になります。

呼吸とは何か

さて、生命維持に欠かせない「呼吸」とは何でしょうか。

呼吸とはエネルギーの代謝のことです。生命活動にはエネルギーが必要です。エネルギーを常につくり出さなければ生命の渦は巡りません。そのエネルギーをせっせとつくり出すことをエネルギー代謝というのです。代謝とは入れ替わりのことで、エネルギーの渦が巡りつつ物質の流れの渦が巡り、その流れる物質が常に入れ替わるということです。

脊椎動物は腸管呼吸を行い、そのほかの動物は皮膚呼吸を行います。そして腸管呼吸はエラと肺で行い、哺乳動物だけが心臓の周りにある囲心腔に肺が発生します。よく「心肺機能」という言い方をしますが、心臓と肺はまさに一体で横隔膜は心臓を取り囲む囲心腔の腹側底の筋膜なのです。

これはどういう事態を引き起こすのでしょうか。ヒト以外の哺乳動物は囲心腔をそのままにして肺が骨盤域の腸にまで伸びているので、腸の酸素不足が起きにくいのです。

ところが、ヒトは肺が囲心腔に閉じ込められたまま二足歩行を始めたために腸の酸素不足を起こしやすいのです。その結果、骨休め不足でまず頭痛・偏頭痛が起こり、それが過ぎるとうつ病になってしまいます。

前述したように、呼吸には肺までの「外呼吸」と細胞レベルの「内呼吸」があります。内呼吸とは、血液と細胞の呼吸のことです。両者は密接不可分の関係にあります。

日本人の多くは常時、口と肛門が開きっぱなしで姿勢が悪く、猫背で脊柱側弯で顔が歪み歯型もごちゃごちゃで出っ歯顔をしています。これでは健康が保てるはずがありません。

まず姿勢を正して口をしっかり閉めて歯と歯の間を一ミリ開ける。そして尿道と肛門を閉じて、横隔膜を上に向かって吊り上げて呼吸をすると、息を吸うときに丹田がへこみます。常時、こういった姿勢で歩いたり座ったりすると、腸の酸素不足が解消し健康になります。

内呼吸については現在の医学ではエネルギー代謝や免疫力の面から考えられていません。内呼吸の本質はエネルギーの渦を回すことで、その主要な働きをするのが細胞内に二〇〇〇粒ほど存在する細胞小器官のミトコンドリアです。

口呼吸は言葉を話すことの代償で進化の落とし穴

哺乳類のうちで口呼吸できるのは、幸か不幸か一歳以上の人類だけです。人類以外の哺乳類は咽喉部の構造上、口で呼吸することはできません。口呼吸は言葉の代償として、人類だけが身につけた特徴なのです。からだの使い方の偏りで形が変化します。これが累代に及ぶと無目的に使いやすいように少しずつ少しずつ体の構造が変化して、ついにこれが遺伝するようになるのです。これがラマルクの進化の「用不用の法則」です。

言葉が話しやすくなった人類は、今日知らぬ間に口呼吸で人類だけにしか起こらない人類特有のわけの分からない免疫病を発症することが明らかとなりました。ダーウィンの進化の有利不利仮説は大人のおとぎ話だったのです。進化は有利不利にかかわりなく体の使い方の用不用で起こるから、これが高じると身体の構造欠陥を生み出すのです。「口呼吸」というこんな下らないことで人類特有の難病が起きるのです。こんな下らないことを世界で初めて発見したのが著者の初仕事なのです。

口呼吸を常習すると、寝相と片噛みの癖が連鎖して起こります。そして鼻が曲がり、顔も背骨も歪み、鼻孔も小さくなってしまいます。また、扁桃リンパ輪の感染のため慢性の風邪症状や、アトピー性皮膚炎などのさまざまな免疫病の原因となります。

長年、臨床に携わっていると、実に多くの患者さんに出会います。口呼吸を改め、鼻呼吸にするだけで症状が改善しますが、これが簡単なようで大変難しいのです。

口呼吸は万病のもとで、顔の歪みの原因となります。

都会の空気は汚れています。自動車の排気ガスなどによって大気が汚染され、有害な化学物質が口から、呼吸器から、どんどん体内に取り込まれてしまい、私たちのからだを蝕んでいます。空気中に漂うバイ菌やウイルスから人体を守る防衛機能は、鼻にある浄化・加湿機能しかありません。口にはこの機能がないのですから口を気道として使ってはいけないのです。口呼吸していると、喉の扁桃から取り込まれた口の中のバイ菌によって、さまざまなからだの不具合や疾患に悩まされることになります。

健康維持が難しい時代だからこそ、私たちは意識して免疫力（抵抗力）を高めていかなければばなりません。免疫力（抵抗力）は私たちが普段、意識せずに行っている呼吸と口の中のバイ菌と密接な関係があります。

人類以外の哺乳類は咽喉部の構造上、口で呼吸することはできません。口は本来食べ物の通り道です。口を気道として使うと以下のようにさまざまな症状が発症します。食べ物の通り道は食道、酸素を含む空気の通り道は気道と別の言葉で表現されていることからも、その重要性がお分かりになるでしょう。口はあくまでも食べ物を咀嚼する器官で、空気を浄化したり加湿する機能はありません。口の奥や舌根部にも扁桃と呼ばれる組織があるのですが、食べ物の浄化はできても空気中の異物に対してはなす術もありません。鼻では撃退できるウイルスやバイ菌も口では撃退できないのです。

口呼吸が万病のもとだからといって、急に無理して鼻呼吸に改めると、逆に弊害もあります。確かに口呼吸を続けると、病気になりやすいのですが、無理して美（鼻）呼吸にした場合、空気の流入不足で酸素欠乏となり、頭痛や筋肉痛といった症状をきたします。まずは十分な空気の確保が必要で、そのためには美（鼻）呼吸を促進する美（鼻）呼吸グッズがありますから、それを使って徐々に呼吸法を改めてください。

口呼吸を続けると、どういうことになるでしょうか。以下に、その症状をまとめてみました。

顔と身体の歪みの原因（顔がつぶれて背骨が曲がる）
歯と口元の変形の原因（出っ歯・そっ歯と口の歪みとたらこ唇）
運動能力・学力の低下（疲労感と頭がボーッとする）
肌荒れと肌のくすみ・アトピー性皮膚炎（皮下組織の炎症）
扁桃リンパ輪の感染による免疫病の原因（慢性の風邪の症状）
いびき、歯ぎしりの原因（疲れと免疫病）
無呼吸症候群の原因（疲れと免疫病と突然死）

口呼吸を続けると、出っ歯やそっ歯、受け口、前歯の歯の根が嚙み合わない開咬になり、顔が常時緩みきってふぬけ顔になります。ひどい場合には、「アデノイド顔貌」という好ましくない顔になります。阿呆の呆という字は、顔が全部口となって口をぽかんと開けて口で呼吸をしている人の形象ですから、口は常にきりりと閉ざして美呼吸をしたいものです。

口呼吸チェックリスト

ほとんどの人が「私は鼻で呼吸しているから大丈夫」と思っているかもしれませんが、呼吸法を自覚するのは難しいものです。食べるとき、話をするときはどうしても口を開けてしまいますから、完全に口呼吸をやめることは難しいでしょう。ただし、自覚するだけでもかなり違ってきます。

口呼吸者の特徴（自覚症状）を以下のように掲げておきます。実に多くの日本人がこのうちのいずれか、あるいは複数の症状に当てはまるのではないでしょうか。まずはチェックしてみてください。

- **上顎前突（出っ歯とそっ歯）、うけ口**
- **起床時にのどが痛い**
- **寝ても疲れがとれない**
- **起床時に口がカラカラ**
- **風邪をひきやすい**

・花粉症である
・歯並びが悪い、歯周病、口臭
・クチャクチャ音をたてて食べる
・唇が荒れていて（カサカサ）、たらこ唇
・いびきと歯ぎしり
・片側噛み
・姿勢が悪い（猫背、側彎）
・便秘、下痢
・肌荒れ、冷え性である
・肌にツヤがない、シミ、しわ、むくみ
・肩こり・腰痛・腱鞘炎《けんしょうえん》
・ぜんそく・アトピー・じんましん（アレルギー体質）
・頭痛・扁桃腺

口呼吸を習癖としている人は、横隔膜呼吸が苦手で、顔の表情筋がたるみ、ふぬけた顔になります。

高齢者の死因で最も多いのは、老人性肺炎で「嚥下《えんか》反射」が低下している高齢者では、口や鼻、のどの細菌が唾液とともに気管支や肺に入り込んで肺炎になってしまうのです。これも睡眠中の口呼吸が原因です。

美(鼻)呼吸は健康と美容の要

鼻の空気を浄化する働き、適度な湿り気を与える働きによって、ヒトはきれいな空気をより吸収しやすい状態で体内に取り込むことができるのです。鼻から入った空気は鼻腔と副鼻腔を渦をまきながら通過する間に、粘膜の表面に生えている繊毛と、そこを流れる粘液(鼻汁)で濾過されます。鼻汁と唾液にはインムノグロブリンAがたくさん流れ、バイ菌やダニ、ホコリなどの大半はここでとらえられて、鼻水によって洗い流されるのです。

仮にバイ菌が鼻を突破しても、のどの奥にある扁桃腺で待ち構えている白血球がウイルスやバイ菌をとらえて無菌化する仕組みになっています。

次に、美(鼻)呼吸の優れている点を挙げます。

- **免疫力を強化する**
- **バイ菌を除去する**
- **加湿された空気で肺呼吸の酸素交換率が高まる**
- **臭いを嗅ぐ**
- **脳と内臓が活性化する**

美（鼻）呼吸にすれば、顔の歪みと免疫病を治すことができます。

鼻は呼吸粘膜でできていますから、鼻腔・副鼻腔で酸素が吸収されるので頭がすきっとします。そのうえ空気も浄化されて加湿されます。対して、口呼吸ではのどの温度が低下するために扁桃組織のM細胞からバクテリアが白血球内に自動的に入ってきます。口のほうが鼻より大きいからたくさん呼吸できると思うのは間違いで、口呼吸にするとそれだけバイ菌が入ってきてしまうのです。

美（鼻）呼吸と「横隔膜呼吸」は一体となっています。よく腹式呼吸と間違えられやすいのですが、両者には歴然とした差異があります。

横隔膜呼吸とはどういうものでしょうか。

外呼吸では、まず空気を充分に取り込まなくてはいけません。空気が入るのは肺で、肺を十分膨らませるには胸骨を開く必要があります。そのために腕を挙げてばんざい姿勢をとります。胸骨は、解剖学的に横隔膜を引き上げると開きます。その結果、横隔膜呼吸は一般の腹式呼吸の酸素の摂取量より格段に多くなります。一般の腹式呼吸はお腹を膨らませるのみで、胸骨は開きません。胸骨が開かなければ十分な吸気は得られません。

これに対して、横隔膜呼吸は吸気が増す呼吸法です。また横隔膜呼吸は、横隔膜を吊り上げることによる腹腔のポンプ作用で、門脈の血液に酸素が十分入る呼吸法です。つまり、大動脈から腸を通って栄養をたくさん吸収した静脈すなわち、肝臓の関所を通って心臓に入る門脈血に酸素が十分に入る呼吸法なのです。

口呼吸は万病のもと

口呼吸がいかに危険なことであるか、何度私が言っても、ほとんどの医者は耳を貸そうとも理解しようともしません。

進行性筋委縮性側策硬化症という病気があります。これは口呼吸と冷中毒のヒトに発症する病気で、脳脊髄神経細胞と体中の筋肉細胞の中に口とのどと腸内の常在菌がおびただしい数で細胞内感染をして発症すると考えられる疾患です。

筋肉がどんどん硬化してしまい、最終段階では自分で食べ物を食べられなくなって、自発呼吸もできなくなってしまう病気です。食事を与えるためには、のどを切開してチューブを食道に直接通すか、もしくは鼻からチューブを入れて、胃に流動食を流し込みます。そして気管を切開してレスピレーターという人工呼吸器のようなものを直接気管につないで呼吸をさせるのです。こんな状態にすると、人間は長い症例では、二〇年間もの長期にわたり生きていることができるのです。

これは何を意味するのでしょうか。

健康な人は食べ物がのどを通り、空気ものどを通ります。けれど、進行性筋委縮性側策硬化症の患者はチューブをつけているから、食べ物はチューブを通ってのどを素通りして胃に直接流し込まれます。レスピレーターをつけているから空気ものどを通りません。つまり、のどを一切使わないため、のどの扁桃リンパ輪からバイ菌がからだに入らないのです。

加熱食品は生の食べ物と比べて、栄養分が吸収されやすいように消化されていますから、バイ菌も繁殖しやすいため、食べると口の中がバイ菌だらけになります。口で呼吸をしていると、この口の中の数えきれない雑菌が扁桃腺から白血球内に入ってしまうのです。ここから病気が始まると言っても過言ではありません。

逆説的ではありますが、のどに食べ物を一切通さないで、空気も通さなければ、ベッドの上で寝たきりの生活でも、バイ菌から守られて二〇年も安息に生きられるのです。口呼吸をしていて健康そうに見える人のほうがかえって、からだ中がバイ菌だらけというのが現実ですから、何とも皮肉な結果です。

拙著『内臓が生みだす心』の一部で書いた、心肺同時移植を受けたクレア・シルビアというダンサーの女性も、口呼吸でした。

口呼吸によって心臓と肺の細胞内におびただしい数のバイ菌が細胞内感染していて重症の心筋症と間質性肺炎になっている人は、ダンスのような激しい動きを伴うものは絶対にやってはいけないのです。口呼吸のままからだを酷使したために、シルビアは心臓と肺がバイ菌でぼろぼろになり、移殖するしかなくなってしまったのです。彼女が心臓と肺の移植を受けたために、ドナーの若者の心がのりうつり、ドナーの名前まで夢に出て来て分かってしまいました。『内臓が生みだす心』に詳述していますので、そちらをご覧ください。

口呼吸するだけで心臓や肺の細胞内にバイ菌がいっぱい入ってしまうのです。この状態でダンスのような激しい運動をすると、空気の好きなバイ菌が心臓と肺の細胞を完璧に汚染します。心筋細胞内のバイ菌が全部酸素を横取りしてしまうと、シアンを飲んだときか一酸化炭素中毒のように心筋内のミトコンドリアの酸素不足でバタッと倒れてしまいます。酸素吸入しても細胞の膜の中だから、酸素が入っていかないのです。

実は、これもわけなく治せます。心臓部にカイロを張って、完璧な美（鼻）呼吸にして、ビヒズス因子をいっぱい飲んで、冷たいものを一切飲まないようにすれば、本当は移植する必要などないのです。バイ菌のもとの口呼吸を美（鼻）呼吸に改めてカイロを張って、温熱エネルギーで治すことができたはずです。

美(鼻)呼吸実践法

私が考案した美（鼻）呼吸を促進する呼吸体操があります。これをやると疲れも取れます。呼吸体操のやり方は、次のとおり（イラストは82〜83ページ）です。

1　横隔膜呼吸を八回します。

2　両足を肩幅に開いて立ち、首を左回りで八回、右回りで八回ずつ回します。

3　横隔膜呼吸を八回します。

4　両足を肩幅よりやや開いて立ち、両腕を水平にします。その姿勢から息を吐きながら、左足のつま先に触れるように上半身を倒し、息を吸いながら元に戻します。これを左右交互で四回ずつ行います。

5　横隔膜呼吸を八回します。

6　両足を肩幅に開いて立ち、腕がからだに巻きつくように腰を左右にゆっくり回します。これを左右交互で八回ずつ行います。

7　両足を肩幅に開いて膝をやや曲げて立ち、膝をクッションにして上半身をひねりながら、右手の甲で首の斜め後ろ（延髄）を軽く叩き、左手の甲で背中の横隔膜の下あたり（副腎）を軽く叩きます。これを左右交互で八回ずつ行います。

8　横隔膜呼吸を八回します。

9　両足を肩幅よりやや開いて立ち、右拳で胸の中央やや上方の胸腺を軽く叩き、左拳で背中の横隔膜の下あたり（副腎）を軽く叩きます。これを左右交互で八回ずつ行います。

10　肩幅よりやや開いて立ち、上半身を前屈して両腕をダラダラとたらして、腰を支点にして上半身を左右交互で八回ずつ回します。

美（鼻）呼吸体操は、肺までの外呼吸をゆるやかな動作で行いながら、六〇兆個の細胞に酸素が行きわたるように副交感神経の働きを高めながら心臓ポンプをゆったりと働かせて全身の細胞呼吸を活性化するものです。ゆめゆめスポーツタイプでせっせと呼吸体操をしてはいけません。

この呼吸法は三分でできますから、一日に何回でもやるといいでしょう。寝ながらやってもいいですし、汗をかいたらタオルでよくふいて、ドライヤーの温風で温めればいいのです。

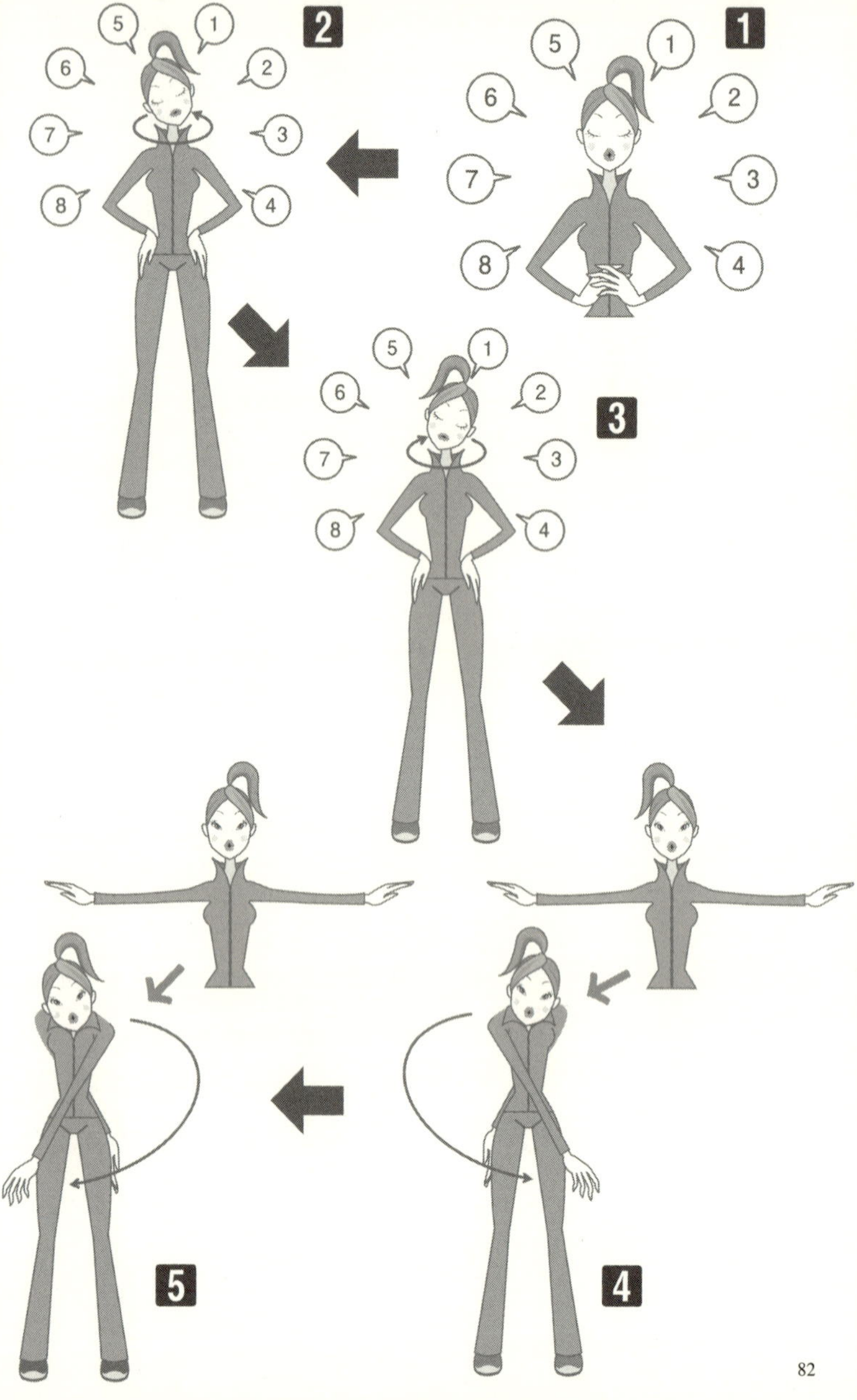
1
1
2
3
4
5
6
7
8
2
1
2
3
4
5
6
7
8
3
1
2
3
4
5
6
7
8
4
5

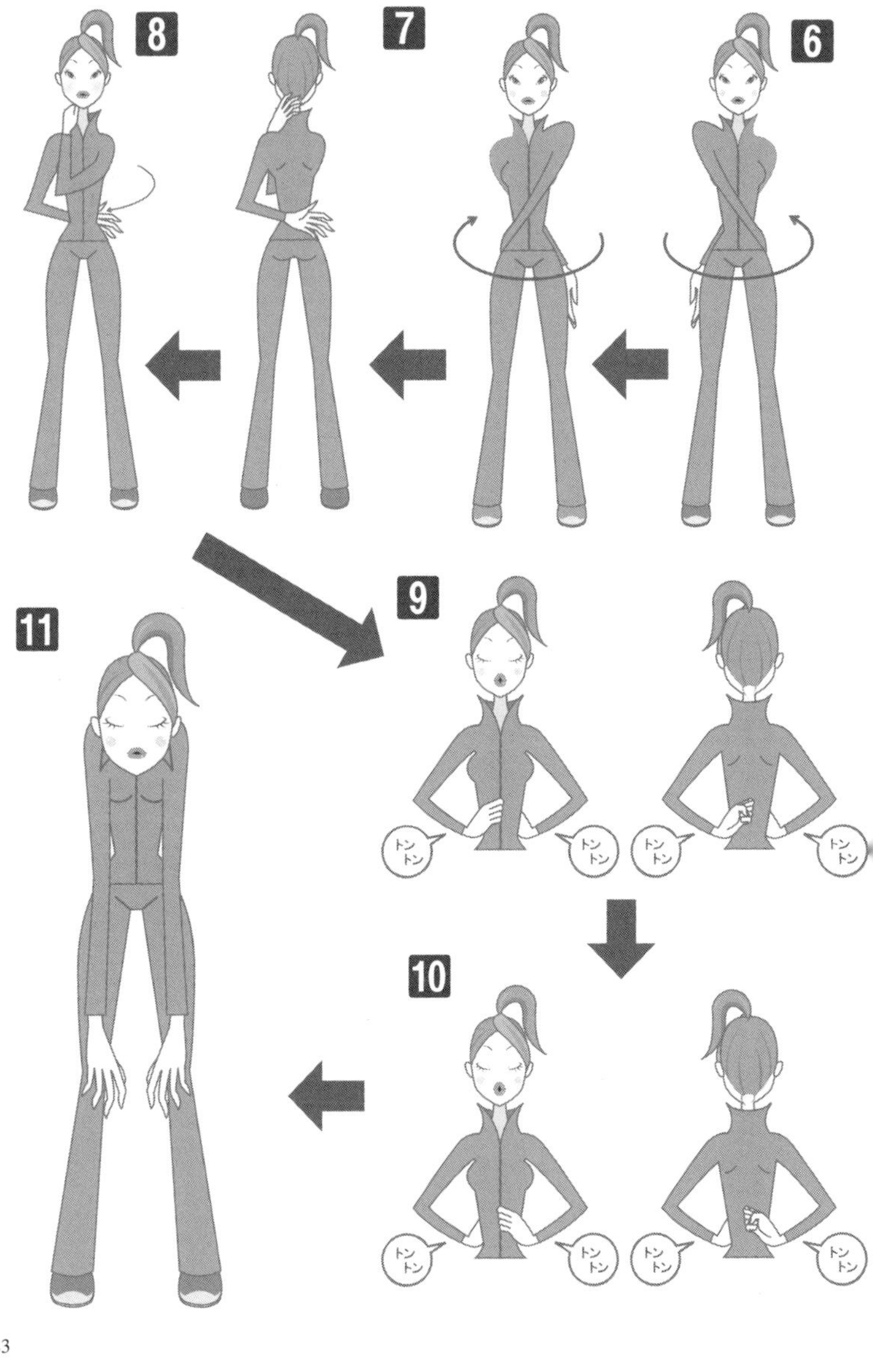
6
7
8
9
トン
トン
トン
トン
トン
トン
トン
トン
10
トン
トン
トン
トン
トン
トン
トン
トン
11

寝相をなおす寝ながら体操

筋肉のかたよりを矯正することで、真っ直ぐ上向きでねられるようになり、脊柱の側弯・前弯が改善されます。

1

横隔膜呼吸をマホメットの礼拝姿勢で行う

口と肛門をかっちり閉じて、横隔膜を引き上げながらゆっくり頭を上げて息を吸い、横隔膜を引き下げながらゆっくり頭を下げて力を抜いて息を吐く

8回

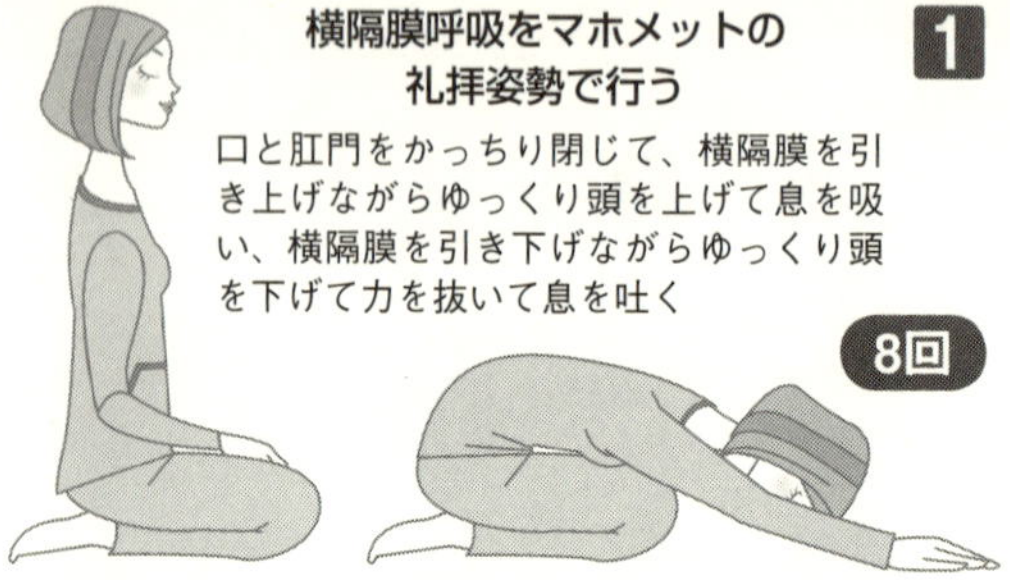

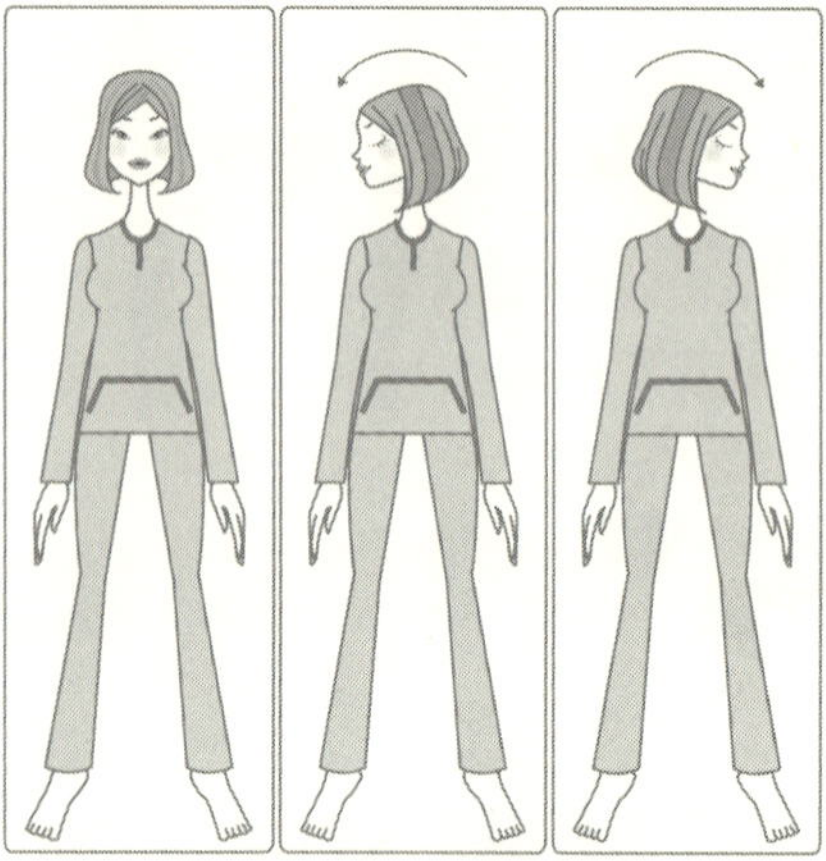

2

首を左右にまわす

枕なしで上向き寝をして肩をつけたまま

左右各8回

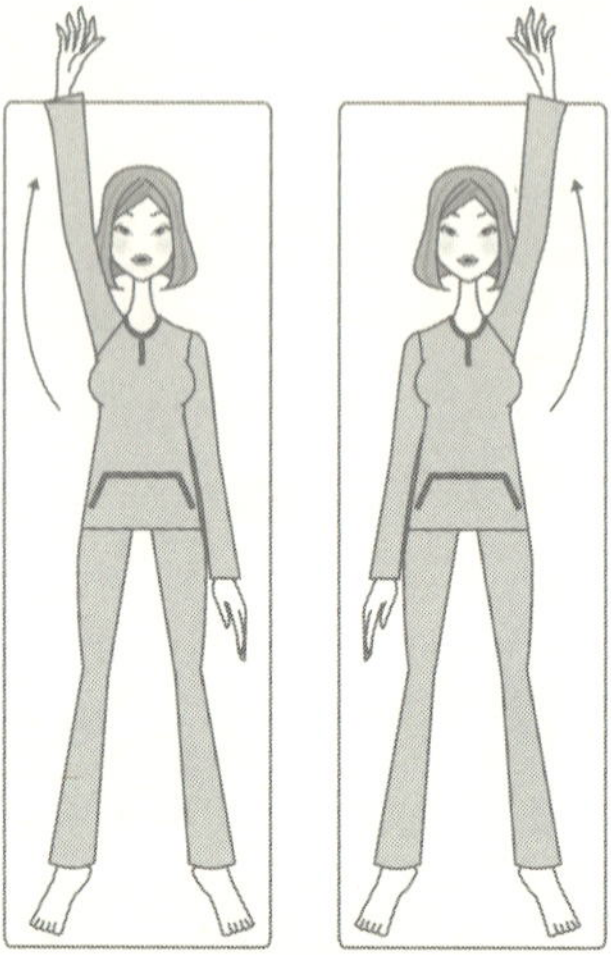

3

手を交互に上下する

片手ずつゆっくり

左右各8回

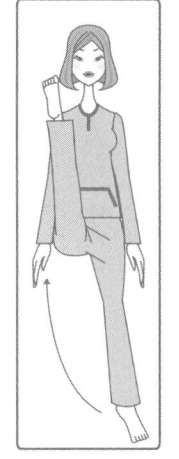

4

足を交互に上下する

片足ずつゆっくり

左右各8回

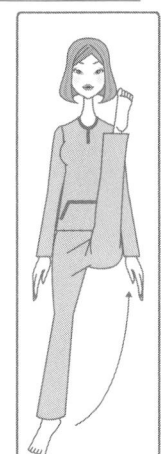

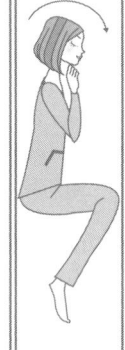

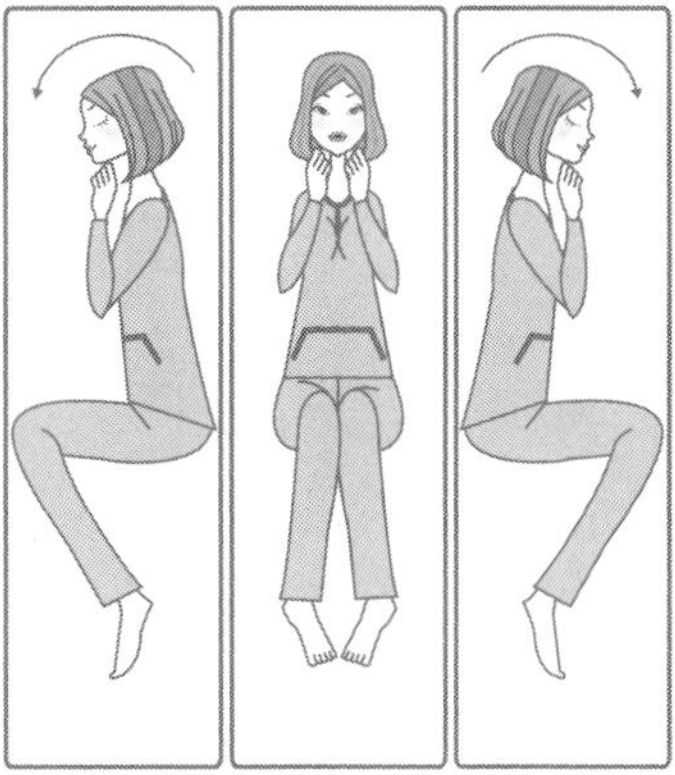

5

柔道の受け身姿勢で転がる

手足を軽く折り、体を右側・正面・左側にごろんと転がる

左右各8回

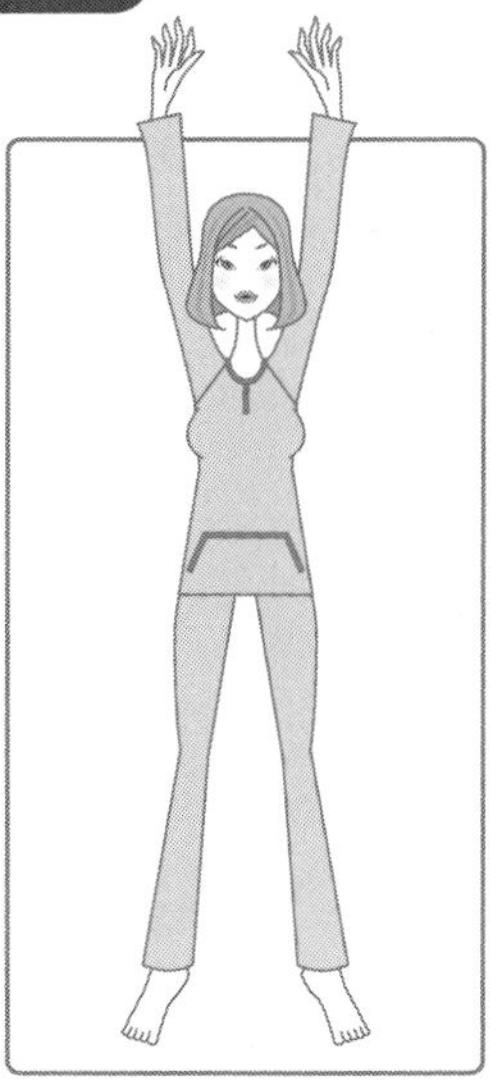

6

横隔膜呼吸

顎を噛むように動かしながら

8回

病気にならない生活習慣②両側噛み

食事をするときは、両側の歯でよく噛んで食べることは基本中の基本です。左右均等に最低三〇回は噛んでください。片側だけで食べると、前述したように顔の歪みを促進します。

食べ物をよく噛むと咀嚼筋が活性化し、それに連動して扁桃腺の働きも活発になります。また顔の骨、頭蓋骨、顎の骨と歯には多数の関節がありますが、哺乳動物だけがこれらの関節で白血球造血を行っています。これらの関節群は適度な力学刺激を受けると猛然と白血球造血を開始します。よく噛めば元気な白血球がたくさんつくられて、バイ菌やウイルスを撃退する力も強くなるのです。

ちなみに、唾液に含まれるペルオキシダーゼには、食品中の発ガン物質の作用を大幅に抑える作用、食品添加物や防腐剤などの化学物質を解毒する作用、食中毒菌に対する防衛作用もあります。

比較解剖学と古生物学を体系づけたフランスの学者キュビイエは、化石の研究を通して「脊椎動物の歯は生命にとって最も本質的な器官であり、歯を見ればその個体の体制のすべてが分かる」と述べています。

歯は三〇～一〇〇キロまでなら日常の咬合力《こうごう》に耐えられるのに、この一〇〇〇分の一～二〇〇分の一程度の側方力で簡単に移動してしまいます。歯列矯正は通常二〇～七〇グラム程度の持続的な力で歯を移動させる治療術です。このことからもわれわれの歯がごくわずかな力で移動してしまうことが理解していただけたでしょう。

では、歯が移動するとどうなるのでしょうか。

「顎骨」が歯の移動とともに徐々に変形してしまいます。顎口腔を中心として顔が変形します。外力と自分自身の頭の重量に耐えかねて、顔が潰れてしまいます。この変形によって多くの疾患が生まれます。

先ほど顔の形が変わるのは習慣によると書きましたが、このことは正しい生活習慣を身につければ、変形症や免疫疾患が軽度の場合、変形も免疫病もわけなく治って遺伝で受け継いだ顔と健康体に戻すことができるということでもあるのです。

3章

病気になる食べ物・健康になる食べ物

病気にならない生活習慣③冷たいものを飲んだり食べてはいけない

なぜ冷たいものがからだに悪いのかというと、体温が一定以上下がると恒温動物は死んでしまうからです。冷たい物ばかりを飲食している冷中毒の成れの果てが、進行性筋萎縮性側索硬化症（ALS）、多発性硬化症、潰瘍性大腸炎、リウマチ、ぜんそく、肺炎、糖尿病、脳症、脳炎はたまた悪性腫瘍のガンや肉腫、白血病といった病気です。

これらはすべて、腸の常在菌が各組織・器官の細胞に入って細胞内感染症を発症したために起こる自家中毒症か日和見感染症です。白血球がバイ菌の運び屋になって全身を巡り、結果的にからだのさまざまな組織や器官・臓器の細胞群にバイ菌が巣食い、そこにアトピーができることによって起こる症状で、その症状の出た部位によって病名が決まるだけで原因はすべて同じなのです。

その挙句、最後は筋肉が利かなくなって、息もできなくなって亡くなってしまうのがALSです。こういう病気は、血液を採取して検査にかけても、異常値が出てきません。血液検査で異常がなければ、もうどこも悪くないと思うのが今の医学です。

でも、冷たいものを飲んだり食べたりしたことで、ミトコンドリアは確実に異常をきたしています。細胞内の何らかの変化で細胞がくたばっていると考えれば、血液が正常でも病気は起こるはずだと考えなければいけないのです。

ミトコンドリアの存在している細胞の内部の細胞内液は今の医学レベルで検査できません。だから「原因不明」とか「治療法がない」と短絡的に騒いでいるのですが、動物の身体を細胞内の構造レベルから考えて今日行われている検査の限界を考えて、少し頭を働かせれば治療法はすぐに見つかります。原因は冷えなのですから、まず冷えを取り去って、からだを温めればいいのです。

冷たいビールばかり飲んでいたら原因不明の鼻血が出て悩まされている人がいました。これも温めるだけで止まるのを知らないで、ガーゼを押し込んでとにかく血を止めようとしています。

ここ数年、日本酒を冷やして飲むのがブームになっていますが、冷たいビールを飲むのと同じで、からだにいいわけがありません。冷や酒はやくざと渡世人が飲むものと昔から相場が決まっていたのです。なぜかというと、冷や酒を飲むと、腸のバイ菌が白血球に吸収されて脳に行き脳症を起こして、すぐカッとなって血が頭にのぼりやすくなって欲望一直線になるからです。だから、普通の人は熱燗で飲むのが常識だったのですが、今ではサラリーマンも得意になって冷や酒をあおっています。こんなことを続けていると、挙句の果てにはからだが冷えてどんどん毛が抜けてエイジングしてしまいます。

ちなみに、水は宇宙でもっとも熱容量が大きい物質です。冷たい水を飲むと、水が熱を奪ってしまい、体温が下がります。からだを温めるエネルギーを水に奪われてしまいます。冷たい水やアイスクリームを三六度に温めるために命を削ってしまうのです。これほどばかげた生命エネルギーの無駄遣いがほかにあるでしょうか?

以前、高校の同窓会に行ったら、同じエレベーターに八〇歳ぐらいの二人連れと乗り合わせました。一人は白髪で、一人は髪の毛がありませんでした。白髪の老人は元担任の先生だとすぐに分かったのですが、頭髪がないもう一人が同級生であることにすぐには気づきませんでした。実は、私と同級生でまだ七〇歳代なのに、頭髪が禿げ上がっていて、見た目の老け方が激しかったのです。彼は高校時代から一生懸命にサッカーをやっていたので口呼吸と冷や水で人一倍エイジングが進んでいたのです。

髪の毛が薄いと体温が冷えてしまうために、必要以上にエネルギーを吸い取られるのです。頭髪の量が健康状態と関係があるのだろうかと思う人もいるかもしれませんが、髪の毛が薄いということはエネルギーの摂取の仕方の誤りで、ミトコンドリアのつくり出すエネルギーを無駄遣いしたためにエイジングが進んだ証拠なのです。ついでに脳と脊髄神経、筋肉の全部に腸の腐敗したバイ菌が白血球に抱えられて入ってしまったということです。

しゃっくりは心臓病のサイン

哺乳動物は心臓を取り囲む「囲心腔」という空洞の中に肺が発生して、囲心腔の底にある筋膜が横隔膜になります。ということは、自分で筋肉を持ってエラ呼吸粘膜を動かすシステムを失った呼吸器官の肺全体に血液をめぐらすための筋肉部分が心臓だということです。

その心臓を取り囲む囲心腔の筋膜は心臓の外膜でもあり呼吸器の一部でもあるのです。冷たいものを飲むと心臓筋肉も呼吸筋肉もけいれんするのはそのためです。

中高年の男性で、三日間、しゃっくりが止まらないという人がいました。しゃっくりとは、横隔膜のけいれんですが、私がその奥さんを診ていたところ、あるとき相談を受けたのです。

ご主人は糖尿病で、毎日健康と減量のためにとランニングしていて、最後は決まって冷たいものをグイッと飲んでいる。それを習慣にしていたら、三日間しゃっくりが止まらなくなったとのこと。三～四カ所の病院に行って、ＣＴを撮って何も原因は分かりませんでした。困った挙句、夜間に私のところに電話相談がありましたので、私は開口一番に言いました。

「まずからだを温めてください。とにかく温かいお茶をいっぱい飲むこと。そして鼻からドライヤーでも何でもいいですから、温かい空気を送り込んで、冷たい空気を吸わないようにしてください」

そうしたら、紅茶を二杯飲んだだけで「治りました」という報告をもらいました。

しかし、その後がいけませんでした。ご主人はしゃっくりが治ったらまた走り出したのです。一週間後には隣の駅まで走っていって、冷たいジュースをいつものように飲んだら、今度は心臓発作で本当に倒れてしまい、救急車で緊急入院してステントを入れました。

つまり、横隔膜がけいれんするというのは何かというと、心臓発作の予兆なのです。しゃっくりが出て止まらないときは、心臓に負担がかかっているという重大な警告だと受け止めたほうがいいのです。

夏になると大人も子どもも水泳をしますが、水泳をすると心臓麻痺を起こすことがしばしばありました。なぜ心臓麻痺を起こすかというと、だいたい二二〜二三度の水にいきなり入ると、からだが急激に冷えてしまうからです。冷たい水に入るのですから、心臓がやられないほうがおかしいのです。四度の水なら飲んだだけでも心臓がやられてしまいます。

海に連れて行ったら、二〜三日後病気をした幼児が診療所にやって来ました。

「お医者さんに勧められて泳ぎました」
その子の母親が事情を説明してくれました
診察してみると、首がブクブク太って、のどの扁桃腺がぷっくりと膨れていました。これは、川崎病です。からだを温めたりおしゃぶりをして美（鼻）呼吸にして、二、三日で回復しましたが、「冷やすのは大敵です、特に幼児は絶対に水泳をさせてはいけません」と念を押しておきました。

私の体験もお話ししましょう。

学生のころ、二週間ほどアルプスに登山したことがあります。朝三時半か四時に起きて食事をつくり、昼食二回の休息をはさんで一日一〇時間ぐらい歩きました。

季節は夏でしたが、標高が高くなると外気温は冬のように寒くて、夜寝るときも、地面の温度は一三度ほどでした。エアマットに空気を入れて、その上に寝ても寒さが伝わり、すっかりからだが冷えてしまいました。

そうして二週間後、下山したら手が太くむくんでしまい、背中も冷え切って腕に力が入らないのです。帰りの電車の中で、リュックを網棚の上に載せられなくて難儀しました。

「疲れているのだろう」

疲労のせいにして済ませていたら、何日たってもなかなか疲れがとれず、特に背中の痛みはなかなか解消しませんでした。痛みと苦しみで眠れない夜が続き、耐えられなくなって外科医に行っても何のたしにもなりませんでした。気休めにアリナミン注射をしてもらうだけで、症状はいっこうに改善せず、一〇日ほど苦しみました。

以前にスキーで負った怪我を治してくれた柔道整復の医院を思い出し、一縷の望みを持って受診しました。すると、特製の温熱機でからだを温めてマッサージしてもらっただけで、あんなにつらかった背中の痛みが一気にすっ飛んでしまいました。

その柔道整復師によれば、「原因は冷えだ」ときっぱり言います。きっかけは夏登山だったが、帰ってきてからも暑いからといって薄着で寝ていたり、冷たいものを飲んだり食べたりしたから、症状が一向によくならなかったのです。

それからは夏でも私は寝るときは長袖シャツにパジャマを着ています。そして常温の水も飲まずに、うがいをして飲むものはすべて体温以上のヒトハダのものと決めています。夏には冷たい水は飲まなくてもうがいするだけでどうっと汗が出ることもこれで分かりました。つまりのどに冷水が触れると皮膚から汗が出るような反射回路が夏期には作動しているということです。

恒温動物にとって、からだを冷やすことは致命的なのです。

からだが冷えると、うつになる

からだを冷やしすぎると、幻覚や幻聴を引き起こすことがあります。

デパート勤務の女性が原因不明の幻覚・幻聴に悩まされていました。夏場のデパートはからだの芯まで冷え込むくらいガンガンに冷房をかけていますから、そんなところで長時間働いていれば、からだが変調を来さないはずがありません。そのうえ彼女はアイスクリームが大好物でした。

幻聴・幻覚を起こす物質に、覚醒剤で有名なアンフェタミン（ヒロポン）、メタンフェタミンがありますが、これらはアドレナリンと塩基組成がたった一つ違うだけなのです。腸が冷えてミトコンドリアの代謝が狂えば、脳のニューロン内で本来アドレナリンができるところにメタンフェタミンができるということが起こるのです。

なぜ腸を冷やすと幻覚・幻聴やうつ病、統合失調症などを発症してしまうかというと、腸が冷えると内臓にダメージが生じ、それが脳の「内臓脳」と呼ばれる大脳辺縁系のニューロン（神経細胞）に伝わり、そのミトコンドリアが障害されるからです。内臓筋と内臓神経と大脳辺縁系は直接つながっています。さらに腸内の常在菌が白血球に抱えられて内臓脳のニューロンにバイ菌をばらまくと、ニューロンの細胞内感染症が起こりミトコンドリアの働きが狂ってしまいます。脳内のホルモンやカテコールアミン（アドレナリンなど）を作っているのもミトコンドリアですから、冷えで脳の調子が狂ってくるのです。

脳の中には脳内ホルモンやアドレナリン、ドーパミン、セロトニンといった神経伝達物質があります。これらは脳の中にしかないように思われていますが、実は腸の中にも存在しています。腸の神経伝達をするホルモンと脳の神経伝達をするホルモンは同じなのです。従って、腸で異常事態が生じると、それに対応すべく腸ホルモンに乱れが生じて、内臓での神経伝達のバランスの乱れが時間とともに脳に伝わります。

ミトコンドリアは筋肉のエネルギー物質も神経伝達物質も合成しています。たとえば、脳の神経伝達物質アセチルコリンも産生していますが、それが減ってくると脳内の神経伝達物質のバランスが崩れて神経性の障害がさまざまな形で表れるようになるのです。

腸を冷やすと、バイ菌が白血球を介してからだのすみずみの細胞にまで入り込んでしまいます。

ところで、「脳」とは脊椎動物が生きていくうえで、どんなシステムを構築しているのでしょうか。からだを動かすシステムは正解に近いですが、もっと正確に言うと、筋肉のシステムなのです。

筋肉なくして神経はない。筋肉を失うと、神経がなくなってしまうのです。

脳・神経細胞の本質は筋肉システムです。「筋肉なくして脳はない、脳なくして筋肉もない」といわれるゆえんです。脳は筋肉とともに（共役して）発生します。

脳はからだにとって重要な組織ですが、ただ脳だけを切りはなして研究しているだけでは生命のシステムや進化のしくみ、われわれのからだのことも何も分かりはしません。今日の脳科学者のように脳だけ取り出して研究してもダメで、脳と筋肉を一体として考えると、行き悩んでいる脳研究の突破口が開かれてすべてが簡潔明瞭に明らかになります。

わけのわからない免疫病や難病になるということは、われわれのからだの中にあるミトコンドリアが病んでいるということなのです。脳の機能も膵臓の機能も、そのほかからだのあらゆる組織・器官の特殊細胞の特殊な機能もすべてミトコンドリアが担当しています。細胞の中にバイ菌がいると、その細胞のミトコンドリアが機能を停止します。

ミトコンドリアも大昔わが祖先の真核生物という大型の細胞の中に巣食った好気性の細菌の一種であったことを常に心にとめておいてください。細胞内にバイ菌が入ると、核の細胞質のタンパク合成に障害が起こります。するとミトコンドリアの働きもおかしくなります。バイ菌がミトコンドリアの栄養や酸素を細胞内で横取りしてしまうためと考えられます。

アルツハイマーの原因は何か

アルツハイマー病がアメリカで深刻な社会現象になっています。罹患率《リカン》は日本の一〇倍ぐらいに達するほどです。

なぜアメリカ人がアルツハイマー病を発症しやすいのでしょうか。

その答えは、まさかと思われるかもしれないが、アイスクリームをよく食べるからなのです。ちなみに、アメリカの隣りの国カナダでもアイスクリームをよく食べますが、潰瘍性大腸炎の発症率がやはり日本の一〇倍なのです。カナダは日本より人口が少ないですから、潰瘍性大腸炎の患者は相当多いと言ってもいいでしょう。アメリカよりもカナダははるかに寒いのでアイスクリームが腸を駄目にするのでしょう。

アメリカでアルツハイマー病にかかる人は特に裕福層に多く、著名人ではレーガン元大統領、俳優のチャールトン・ヘストンといった例があります。彼らは裕福だから、毎食後に日本人には食べきれないほどの量のアイスクリームを食べます。アイスクリームが豊かさの象徴なのです。

この結果、アルツハイマー病にかかって入院すると、病院食ですからアイスクリームは食後には出ません。すると、アルツハイマーの進行が止まって延々と一〇年、一五年と生き続けるというわけです。

原因不明で進行性の難病なら、入院させても死んでしまうものは死んでしまいます。けれど、治療法も確立されていないのに、病院に入って生活習慣を変えただけでずっと生きている。これは、それまでの生活習慣に問題があって、生活習慣が病気をつくっていたということです。

熱海の高級養老院で余生を送っているあるおばあさんがいました。彼女はアイスクリームが大好きで毎晩カップアイス一個を夜食にするのを習慣にしていました。カップアイス一個ぐらいではアルツハイマー病にはなりませんが、幸か不幸かその代わり、悪性リンパ種に罹患しました。

その彼女に、「もし健康で長生きしたいと考えているのなら、アイスクリームはあきらめなさい」ときっぱりアドバイスしました。さすがに病気の深刻さには耐えかねて、大好物とは縁を切りました。治療して一応はよくなったのですが、それはしばらくアイスクリームを食べなかったら体調がよくなったということです。それ以来、リンパ腫は再発していません。

映画などを見ていると分かるように、アメリカ人もカナダの人もバケツのようなどでかい容器でアイスクリームを大量に食べます。カナダはアメリカよりはるかに寒い国で、夏でも車のライトを昼間からつけないと車を走らせることができません。それほどの北国のためアイスで腸がやられるのでしょう。気候の差がアルツハイマー病と潰瘍性大腸炎の違いになって表れているのです。そして食べてもせいぜいカップアイス一個の日本人は悪性リンパ腫を発症するということでしょう。

いずれにしても、毎日のようにアイスクリームを食べていれば、うつ病になったりアトピー性皮膚炎になったり、じんましんやリウマチといった免疫疾病を引き起こすと考えて間違いありません。

なぜアイスクリームはからだに毒なのか

アイスクリームを食べると、からだはどうなるのでしょうか。

大量にアイスクリームを食べると、腸の内臓平滑筋が極端に冷えて、腸に分布している太い内臓神経（副交感神経）を介して、異常な神経伝達物質を分泌します。急激に冷やされると、神経細胞のミトコンドリアの代謝が邪魔されます。筋肉のエネルギー物質も神経伝達物質も合成しているので、腸の蠕動《ぜんどう》運動にも支障をきたします。

ミトコンドリアは三六・五度以下の環境ではその働きが低下します。低体温やからだを冷やすと、ミトコンドリアの働きが阻害されてしまうのです。病気のときに解熱剤を飲んで、むやみに熱を下げようとすると、ミトコンドリアの働きが阻害されて、かえって症状が悪化することがあるのです。

そしてアイスクリームや冷たい飲み物を好んで飲んだり食べたり、あるいは肌を露出するような薄着の服装をしていると、低体温のからだになってしまうのです。低体温のからだになってしまうと、腸の常在菌が白血球に抱えられて血中を巡り全身の皮膚と皮下組織をはじめとして脳から五臓六腑・筋肉骨格系・骨髄造血系・心臓血管リンパ系・間葉の細網内皮系といったありとあらゆる細胞にバイ菌がばらまかれて広がっていくのです。

パイエル板のM細胞は袋状の細胞で、袋の中に幹細胞（未分化細胞）がいくつもつまっています。腸温が三六度以下になるとM細胞の窓口から大量のウイルスや腸内細菌が自働的に幹細胞に取り込まれます。すると幹細胞が自動的に遺伝子発現して白血球の顆粒球ができます。白血球のミトコンドリアが働かなくなると、バイ菌を消化しなくなり、バイ菌を抱えた白血球が全身にバイ菌をばらまくという恐ろしいことになります。

腸を冷やすと腸管造血系がダメージを受けて、潰瘍性大腸炎、クローン病、脈なし病、ぜんそく、リウマチといった難病にかかってしまいます。

からだは温めると病気にならない

逆になぜからだを温めると病気が治るかというと、三七～三八度ぐらいになると猛然とミトコンドリアが活発になって、バイ菌を退治しだすからです。

ガンの温熱療法が開発されたいきさつは何かというと、ピンポン球くらいのガンのある患者がある時、丹毒というブドウ球菌や連鎖球菌の皮膚の感染症にかかって、すごく熱が出ました。一週間続けて三八度から三九度の熱が出て、抗生物質のない時代ですから薬を与えることはできなかったのですが、丹毒が治ったら温熱でガンが消えてしまったのです。からだを温めたことで活発になったミトコンドリアが、ガンまで退治してしまったのです。昔はしばしばこのようなことがあったのです。

そういう意味では、ガンも本態はバイ菌とウイルスの多重複合の細胞内感染症と考えるとよく理解されます。本当の腫瘍というのは一つの細胞が二つ、二つが四つ、四つが八つというふうにダブリングタイムというのがあって、直径一センチくらいの大きさになるのにものすごく時間がかかります。

ところが、ガンの転移巣というのは本当に日の単位でウワッーと広がって大きくなります。手術して腎臓を取ったとたんに、ウワッーと転移します。これは日の単位で腫れる感染性の炎症と考えるとぴったりあてはまります。そう思って治療すると、例えば腎臓ガンはビフィズス因子と有効な少量の抗生物質（常用量の三分の一）を与えてミトコンドリアを活性化する免疫病治療法をきちんと行うだけで治ってしまうのです。手術をしないでからだを温めて、ビフィズス因子と抗微生物剤（抗ウイルス剤・抗生剤）を与えるだけでガンは治せるのです。ところが手術をすると転移して制御不能の感染症と思われるほどに早く進行する病巣をあちこちに発生させます。

私が主宰する研究会に、新しく温熱療法を開発した鹿児島大学の鄭忠和教授を呼びました。この温熱療法は、低温サウナ六〇度でだいたい一五分で全身を温めて、その後三〇分は冷えないように、ゆっくりと温めながら汗を全部出すというものです。この温熱療法をすると、従来治療不可能だった拡張性心筋症が一カ月で治ってしまうのです。

温泉療法は、からだを温めるという意味でも、また重力解除においても有力な方法です。ただし四一度Cが適温です。四二度Cでは熱すぎて体が疲れて消耗します。温泉に入って、まず骨を休める。温泉から出ると重力が六分の一gから一gの世界に戻るので、横になってゆっくり休む。間違っても冷たいビールを飲んだり、アイスクリームを食べたらいけません。せっかく温めたからだを急激に冷やすことになるのですから、かえってからだに毒です。また温泉から出てすぐにハイキングなどの活動をすれば、二gの重力を受けますから、せっかくいやしたからだがすぐにくたびれてしまうので、温泉に入った意味がなくなります。

われわれのからだは一日一兆個の細胞が新しくなるようにできています。腸からのバイ菌の補給路を断てば、すでに細胞内感染している細胞が日々一兆個ずつ新しくなるのですから汚染細胞は減る一方です。そして二カ月すると全部の細胞が入れ替わります。バイ菌も少しは移りますが、口呼吸をやめて美（鼻）呼吸にし、飲食物をすべて四二度とし、手と足を冷やさないようにすれば、日毎に身体のバイ菌に汚染された細胞の数が減ってきます。二カ月かかるリモデリングを正しく三回繰り返して六カ月すると、身体細胞からバイ菌がすべて抜けて新品同様のからだになります。これがミトコンドリア活性免疫病治療法です。

白血球がバイ菌を運ぶ

白血球は、バイ菌やウイルスなどのからだの中に入った異物を駆除してくれる、とても大切な細胞です。その白血球の製造工場が扁桃腺です。鼻呼吸を行っている限り、鼻腔・副鼻腔・内耳腔の表面を覆う呼吸粘膜細胞と扁桃腺で待ち構える白血球がバイ菌を消化して、一〇〇％加湿して入ってくる空気を浄化します。

鼻からバイ菌や花粉が侵入してくると、白血球は皮下組織でこれらを消化して皮膚から汗として排除しようとします。皮膚の皮下組織の間葉細網内皮系はゴミ処理工場なのです。白血球がこのゴミを処理しきれなくなると、毒の残ったゴミが皮膚皮下組織内で消化不良が起こり発赤・腫脹・痒みを発する物質ができて、それが高じると、アトピー性皮膚炎やじんましん、湿疹が起こります。

ところが、ある条件下になると、白血球がバイ菌を殺さなくなり、バイ菌の運び屋となってしまうのです。その条件というのが「低体温」なのです。

低体温体質になると、つまり、腸が冷えて消化不良を起こすと、血液が栄養不足になって白血球の消化力がダウンします。パワーダウンした白血球がバイ菌を抱えると、不良性の白血球になり、「バイ菌の運び屋」に変質してしまうのです。こうして口呼吸と冷中毒ごときでこれまで不治の病とか難病と言われた、現代医学では全く「わけの分からない免疫病」という疾病群が白血球によって発生することを世界にさきがけて発見したのが筆者の仕事です。

風邪などのときに熱がでるのは病変そのものではなく、からだがウイルスを退治しようとする防御反応なのです。なぜなら、体温が三八度から三八度五分に達すると、白血球の中のミトコンドリアが猛然と活動し、エネルギー物質をせっせと産生してバイ菌やウイルスを退治し始めます。従って、風邪をひいて熱が出たからといってむやみに解熱剤を使って氷枕をして体温を下げるようなことはしてはいけないのです。

それを分かっていない医者が、安易に患者に解熱剤を与えてしまうと、バイ菌やウイルスがからだを巡ってついには脳症を引き起こす恐れもあります。このように医学とヒトのからだのしくみについて何の知識もない医者が、勝手に病気をつくってしまうのです。最近は「からだは温めたほうがいい」というとても大切なことがやっと理解されるようになってきて、むやみに解熱剤を使わなくなりましたが、日本には西洋医学の一般常識を知らない医者があまりにも多すぎます。

腸の温度が体温よりも一度下がるとパイエル板のM細胞から自動的に白血球内にバイ菌が入ってしまうのです。そのバイ菌は無害だが、白血球が運び屋になって体中を巡って体内の細胞に行き渡ってしまうとやっかいなことになります。

細胞一個の中にミトコンドリアが一〇〇〇から三〇〇〇ありますが、冷たいものが体内に入ると、それ以上のバイ菌があちこちの細胞一粒一粒の中に入ってきてしまいます。電子顕微鏡で顆粒球（白血球）細胞を見ると、ウイルスやバイ菌はほとんど見られない代わりにミトコンドリアが著明に変性し、細胞質にもさまざまな変化が認められます。

私の研究所では、難病で長期に苦しんでいる方の血液から白血球を分離して透過型の電子顕微鏡（ＴＥＭ）で観察していますが、私の仮説どおり顆粒球がものの見事に変性し運び屋となっている様が手に取るように観察されます。ことにウイルスは黒い小粒となって観察され共鳴現象でそれと確認されます。どの程度の性悪のバイ菌やウイルスかは生命エネルギー共鳴のオーリングテストで判定されます。

バイ菌といっても多少なら問題はないが、一個の細胞の中に五〇〇〇や六〇〇〇もバイ菌が入ってしまうと、ミトコンドリアが消費する栄養と酸素と水とミネラルを横取りしてしまうのです。そうなるとミトコンドリアに栄養がいかなくなり、細胞の働きが荒廃して、わけの分からない免疫病が引き起こされるのです。
アトピー性皮膚炎もこうして起こる病変の一つです。

日本人の食生活の乱れ

日本人の食の西洋化は、病気の発症と深い関係があります。基本的に肉食はよくありません。火を通すならまだしも、生で食べるのは最もからだに悪いのです。

もちろん、冷たいものはからだに悪い。高級レストランに行くと、出てくる料理がことごとく冷たいものばかりです。

「私は冷たいものは食べないから、温かいものをお願いします」

そう事前に言っても、刺し身を凝った氷細工の上に乗せて誇らしげに飾っています。冷たい物には味はありません。冷や酒も最悪です。やくざと渡世人が出入りの前に恐怖心をごまかすためにあおるものです。今では液体窒素で凍らせたデザートを得意になって出したりしています。この手の料理人には本当のうま味や料理の味が全く分からない味盲のような人で、ただ冷刺激が高級と誤解しているあわれな人です。

朝食を抜く人が多いようですが、食事は一日三食、決まった時間に摂るのが基本です。しかし妊娠や授乳中の母親は一日五・六回に分けて少しずつよく噛んで食べるのがいいのです。

「からだにいい食べ物はどういうものでしょうか」

よく相談を受けるので、ここに列挙しておきます。

まずパンよりは白米のごはんが澱粉としてははるかにすぐれています。玄米には毒性のあるアブシジン酸とフィチン酸が入っていますから、昔の玄米つまり今の七分づき米がいいのです。これは石うすや脱穀法の違いでこうなるのです。小麦の製品はすべてグルテンが入っていますから、うどんもスパゲティもパスタもパンもたくさん食べると腸内が悪玉菌になります。

ヨーロッパには、小麦による、いわゆる自己免疫疾患（自分の腸内細菌による細胞内感染の免疫病）の人がかなりいます。これは離乳食として二歳半前にパンを与えると、このときから一生涯続くグルテンで発生する腸内の悪玉菌による自家中毒症の慢性化したものです。日本の赤ちゃんも最近はこの手のアトピーっ子が増えています。

からだにいい食べ物

・野菜の煮物

・新鮮な魚の煮焼物

・梅干し
・納豆
・豆腐
・タマネギ
・ニンニク
・ゴボウ
・干しシイタケ
・キクラゲ
・シメジ
・根菜類
・トマト

反対に、からだによくない食べ物は間違った情報に流されて、自分では「からだにいい」と思って摂取することが多いので、注意が必要です。摂ってはいけないものは、次のとおりです

・**アルコール。細胞内に巣食っているバイ菌に活力を与えてしまいます。**
・**インスタント食品**

殺菌した菌体外物質が因子として有効なので生きたビヒズス菌はあまり日本人には有効ではないのです。

間違えないでほしいのは、ビヒズス菌そのものを飲んでも効果がないということです。

ＮＨＫの大河ドラマ『風林火山』で、忍者が鉄砲傷を治す場面がありました。その治し方は、新鮮な馬糞をお湯に溶いて傷を洗うとともにこれを飲ませるというもので、史実のとおりに再現したものでしょう。馬糞で洗うと傷口にさらにバイ菌が入ると思うかもしれませんが、これはこれでちゃんと理に適っているのです。

おそらくこれはビヒズス因子の作用を利用したものです。鉄砲傷というのは着ているきれを貫通して弾がからだに入るわけですから、バイ菌も一緒に入ってきてしまうのです。傷そのものが致命傷ではなくても、バイ菌が入ってそれがからだ中を巡って敗血症で死んでしまうのです。忍者が馬糞で傷を治すということは、馬糞の中に含まれるビヒズス因子がバイ菌の活動を抑えてしまうということです。ビヒズス因子はそのくらい有効なのです。

ウマの体重は一トンもありますが、そのからだを食物のムギワラだけで支えていられるのも、ビヒズス因子があるからです。食べたムギワラをビヒズス因子が働いて数千兆から数千京のビヒズス菌を繁殖させその菌でセルロースを分解して消化しアミノ酸やらブドウ糖にするのです。

ムギワラからすべての栄養を摂取して一トンのからだをこれで支えて、速く長く走ることができるのです。

ペットでもビヒズス因子を与えないと、病気になってしまいます。

ヨーグルトや乳酸菌飲料を日本人が摂取すると、ビヒズス菌が死んで悪玉菌ばかりが生えて来て健康にはほとんど役立たないと言われています。ヨーロッパ人とは食べ物の歴史も腸の歴史も違うのです。

歯周病も免疫病である

歯がグラグラしていると、どの歯医者へ行っても「抜きましょう」と言われるはずです。けれど、実はこれは抜かずに治すことができます。

今の技術なら、細いワイヤーで縛ってプラスチックで固定すると、グラグラがピタリと止まってとりあえず使えるようになります。そのままドリルでは削れないので、一～二週間おいて安定してくる頃合いを見計らって削るとグラグラしないからきれいに処置することができます。そうして、歯の根の表面も根の周りも全部削ってきれいに掃除してセラミックをかぶせて連続冠にすると、軽く二〇年間はもちます。

七〇歳のお年寄りでシェーグレン病を患っていて歯周病の患者が来院したことがありました。その人は今までどこへ行っても、「全部抜かないとダメですが」と歯医者に言われるので、いつも恐怖のあまり診察台に座っただけでガタガタと震えが止まらなかったそうです。ところが、当院ではまったく震えることがありませんでした。

「なぜ先生は歯を抜くと言わないのですか？」

「私は歯を抜きません。抜かなくても治せるからです。私の方針は患者さんの嫌がることを押しつけないことです」

そう説明すると、患者さんの強張《こわば》っていた顔がみるみる穏やかになっていきました。

歯周病といっても、実際には抜かなくても治せるのです。その患者はこれまでいろいろなところで「抜かなきゃダメ」と言われていましたから、私が「抜かないで治せる」と言っただけで、安心して震えが来なくなるわけです。歯も元どおりに丈夫になって、普通の食生活を送れるようになりました。歯を治しながらミトコンドリア活性免疫病治療法を行ったおかげでシェーグレン病もすっかり良くなって元気になりました。

ところが、「元気になったから熱海の養生所に行って休んできます」と行ったはいいものの、そこの食事で肉が出たから、「歯も治ったしもういいだろう」と思って食べたら、その翌日、起き上がれなくなったそうです。それまでは私の指示で肉を一切食べなかったのです。

「そこへ、ビヒズス因子を持って行かなかったでしょう?」と聞いたら、

「持って行きませんでした」

「ビヒズス因子を大量に飲めば、少しぐらい肉を食べても大丈夫です」

私がアドバイスしたら、からだも回復しました。

シェーグレン病も歯周病もともに免疫病です。シェーグレンは、口呼吸でのどのバイ菌が白血球に抱えられて唾液腺と涙腺と汗腺細胞に細胞内感染を起こして唾液と涙と汗が涸れる病気ですから美(鼻)呼吸にしてビヒズス因子を服用し体を温めればわけなく改善することができます。

一方歯周病は、歯の周囲にある歯根膜という関節が、寝相と片噛みと口呼吸の癖で歯が力学的な力を受けてゆるみ、歯のクッションとなっている歯根膜関節が弱ったところに口の中に巣食っているおびただしいバイ菌が感染したものです。

あくまで力学刺激や歯並びの不具合による構造的欠陥が主な原因で、バイ菌はそれに不随した感染なのです。だからゆれた歯を固定するだけで簡単に歯周病を治すことができるのです。

でも、歯の治療をしただけでまだ口呼吸が直っていませんでしたから、口から肉と一緒に入ったバイ菌がからだ中を駆けめぐって動けなくなったのです。

せっかく歯の治療をしても、からだのほかの部分のことまで注意していないから、歯が治った、健康だと思って、まだからだは完全に回復していないのに、健康な人と同じ食事をするからこういうことになるのです。医者だけでなく、患者のほうもからだの部分だけしか見ないと、生命の本質を理解することはできません。

エイズも治る

エイズに感染してしまったら、「もう人生は終わりだ」と思っている人が多いかもしれませんが、現在の医学では、エイズを治すことはできなくても発症を抑えることは可能になっています。

薬害エイズ訴訟の原告団の人たちは、感染はしているけれど発症はしていません。二〇〇七年夏の参議院選挙で当選した川田龍平さんが普通に生活しているのを見れば、私の言っていることがお分かりになるでしょう。

エイズにはビヒズス因子がよく効くことが分かっています。仮に感染したとしても、これを飲んでいれば、他の原因で亡くなるまでエイズ死の危機に怯える必要はなくなります。そのうちに、ウイルス排除を可能にする方法が発見されれば、エイズは治せる病気になるはずです。

確かに、アフリカや東南アジア、アメリカなどではエイズの蔓延が深刻化しています。二〇〇六年度では、世界で二九〇万人がエイズで死亡し、四三〇万人が新たに感染しており、依然として増え続けているのは事実です。累計感染者は四〇〇〇万人に達しており、特にアフリカでは感染拡大を止める手立てがなく絶望的な状況です。

しかしこれは、劣悪な衛生環境、予防対策の遅れ、同性愛、アルコール中毒、麻薬の蔓延などがその背景にあり、基本的に日本国内の状況とは大きく異なります。日本の場合は、現在でも薬害による感染が多数を占めており、すでに血液製剤が市場から排除された今、麻薬患者や同性愛者でもなければ、まず感染することはないでしょう。よしんば感染したとしても、冷中毒を改め、口呼吸を美（鼻）呼吸にして体温を高めにして骨休めを十分にしよく咀嚼して体によい物だけを食べてビヒズス因子を摂取するミトコンドリア免疫病治療法を実施すれば一生涯難なく抑えることができるはずです。

C型肝炎なども同様に、ビヒズス因子で発症を押さえ、治すことが可能です。

その証拠に、以前、私の治療院にC型肝炎の患者さんがやってきました。その人は、都内の大学病院で刺絡療法を受けていたが一向によくならない。刺絡療法というのは爪の生え際などを針などで刺して刺激し、免疫力を高めるという療法ですが痛いし血だらけになります。そのうえ施術料も高額で、一回二〇万円もかかる。痛くて辛いしお金もかかるというので嫌になって私のところに来たのです。

血液を採って白血球を分離し電子顕微鏡で観察したところ、ミトコンドリアが全部空胞変性していました。そこで、ラックルとヤングとアマミを三カ月投与したところすっかり完治してしまいました。電子顕微鏡の白血球の像もミトコンドリアが完璧に正常に戻っていました。生命エネルギー共鳴（オーリングテスト）でも肝臓も正常になり、白血球の電顕像も正常になりました。このようにC型肝炎を根治した例はおそらく世界でも初めてではないでしょうか。

玄米は食べてはいけない

玄米は食べてはいけません。七分づき米がいいです。

玄米には、発芽抑制物質、アブシジン酸とフィチン酸というかなりの猛毒が入っているからです。玄米を食べると、顔色が土気色になります。

マクロビオティックという自然食療法がアメリカでも日本でも流行していますが、これなどは論外です。

マクロビオティックを実践しているという家族が私のところに来たことがありますが、家族全員が病気に侵されていました。家族にまだ中学生の女の子がいたのですが、一五歳になっても初潮がないというのですから症状は深刻でした。

「先生の言うとおりの健康法を実践しているのに、赤ちゃんがぶつぶつだらけになった」

そう苦情を言ってきた母親もいました。その人は確かに私の言うとおり、子どもを母乳で育てていたのですが、ただ一つの間違いは玄米を食べていたことでした。聞くまでもなく、母親の顔色を見れば土気色で、一目で玄米を食べていることが分かりました。

「お母さんが玄米を食べているでしょう」

と母親に聞くと、案の定そのとおりでした。

母親が玄米食では腸内が悪玉菌になり、これが白血球に取り込まれて血液と母乳がくさるのです。くさった母乳を吸った赤ちゃんが健康であるはずがないのです。それでもお母さんが白米に切り替えた途端、赤ちゃんは三日後には玉の肌になりました。これは幸いにも早期に治ったケースですが、もっと症状が進んでいる場合だと、赤ちゃんに血便が出ることもあります。

血便が赤ちゃんから出るのは尋常なことではありませんが、今の小児科医は赤ちゃんの血便と緑便は病気として扱っていないのです。今の日本の小児科医学は完璧に崩壊しています。

私が最初に玄米の危険性を知ったのは、うちの研修生が健康についてなんでも研究しないと気がすまない「健康オタク」であったことと関係があります。あるとき彼が玄米を販売している協会の講習会に行っていろいろ教習を受けたのですが、そのとき、協会側のスタッフと親しくなって、酒を飲みながらじっくりと話を聞くと、彼らは玄米をまったく食べないのだといいます。理由を聞いたら、社長も役員も調子に乗って玄米ばっかり食べたせいで、皆若くして亡くなってしまったということです。そして職員の言葉がとても印象的でした。

「今さら商売は変えられないから、これは宗教と同じだと思ってやっているのだ。自分の身は白米食で守って信者には玄米を食うように勧めているのだ」

玄米にあるアブシジン酸とフィチン酸という猛毒がからだ中を巡って、命を蝕んでしまうのだということを知ったのは、玄米の毒性を敗戦後の満州で身をもって知ったという方が、発芽させることによってこの毒性を失くす研究を続けてようやく完成させたという報告書を私の講演の後で持参したのでこれを受け取ったときのことです。敗戦時にアワとヒエにあるアブシジン酸とフィチン酸で空腹に耐えかねた人々がアワやヒエを過食して下痢で多数死んでしまったそうです。

玄米で肌がきれいになるという説もあるようですが、これも俗説の域を出ない話です。とにかく玄米を食べると腸内細菌の状態が悪くなってしまいます。さらにアブシジン酸とフィチン酸の毒性で、母乳で赤ちゃんが血便になるくらいに具合の悪いものなのです。昔の玄米は脱穀法の違いで今の七分づき米のことです。これなら調べても毒性はありませんでした。

ヨーロッパには、いわゆる自己免疫疾患つまり、自家中毒の慢性疾患の人がいっぱいいますが、その原因は赤ちゃんのうちからパンを食べて育つことと関係があります。長野県上田市の中学校でパン食の給食をやめてコメにしたら、生徒が健康になっただけではなく、非行もなくなって成績までよくなってしまった例もあります。

私のところにも、「何をしても治りません」と言って来る患者さんは、だいたい玄米を食べています。玄米を食べているお坊さんが、一番権威のある東京医科歯科大学でインプラント術を受けて五年もたたずに抜けちゃったというので、私の診療所に来ました。

「健康法はあらゆることをやっています。何十年来玄米も食べています」

「玄米はからだに毒です。このまま食べ続けると、低体温になり体調不良となります」

私が忠告したところ、大変驚いていましたが、説明を聞いているうちに、理解されて、その日を境にキッパリと玄米食をやめました。

その結果、ありとあらゆる健康法をやっても体温が上がらなかったのに、白いご飯にしたら、一週間ぐらいで体温が上がって、インプラントもグラグラしていたのがしっかりするようになりました。

お坊さんは粗食で現代病とは無縁のような感じがするかもしれませんが、粗食といわれているものがいかにからだによくないかという好例ではないでしょうか。

お米を食べたいのなら、白米のほうが断然にいいのです。ただし白米の欠点は、ビタミンが不足することで、日本人に脚気が多かったのはこのためです。従って、白米と一緒にビタミンBを摂る、あるいはニンニクを食べれば、バランスがよくなります。

病気にならない生活習慣④骨休め（最低八時間睡眠）

睡眠とは何かというと、「重力解除」のことです。重力解除の目的は骨休めで、筋肉を休めることです。従って、座って眠っていてもからだを休める効果はありません。横臥して重力エネルギー（位置のエネルギー）を解除する睡眠が不足すると、造血系が障害を起こして、結果として細胞呼吸と解糖系が阻害されます。重力作用を軽減するためには、大人で最低でも八時間、子どもで一〇時間の睡眠が必要です。

寝るときは必ず上向きに、小の字になります。横向きやうつ伏せでは口呼吸になってしまうので、気をつけてください。

理想の寝姿は、次のとおりです。

①真っすぐ上を向いて、軽く手足を開き小の字になります。両手はからだから一五センチほど離して、両足も一五センチ開きます。
②口を閉じて、鼻呼吸をします。上下の歯は一ミリほど開けます。
③枕はダウンふわふわ枕で、頭頂部で一〇ミリの高さとなるものが最適です。

睡眠とは何かを考えてみましょう。

睡眠は脳が休むことです。脳とは何かというと「脳は筋肉のシステムで、筋肉なくして脳はなく、脳がなくて筋肉はない」ということを思い出してください。そうすると睡眠は脳が休むことイコール筋肉のシステムがすべて休んでゆるむことです。そこで立って眠ると筋肉が休めません。座って眠ってもまだ筋肉が完全に休むことはできません。特に心臓のポンプ作用は体を水平にしているときが一番負荷が小さく、座っていては心臓のミトコンドリアがオーバーワークになります。

睡眠中は脳のミトコンドリアが休んで、自分自身の分裂のためにエネルギーを使います。ミトコンドリアは細菌と同じ寄生体で遺伝子も持っていて細胞内で自己分裂して増殖します。このときに意識がなくなるのです。脳のニューロンのミトコンドリアが活動すると意識が出て来て筋肉運動できるようになります。脳が休んでいる間は心臓と呼吸の筋肉以外はすべての体壁系と内臓系の筋肉がゆるみます。そして体中の六〇兆個の細胞のミトコンドリア自身のリモデリングがうまくいかなくなったのが慢性疲労で、いくら眠っても疲れが取れません。

睡眠中にリモデリングして一兆個の細胞が新しくなりますが、大体一キロの肉の細胞がつくり変わるのです。このときもミトコンドリアがせっせと酸素と水とすべてのミネラル・ビタミン・必須アミノ酸・必須脂肪酸とピルビン酸を使ってエネルギーを産生してリモデリングします。これを基礎代謝といいます。

このときにミトコンドリアがエネルギーの渦を巡らして古くなった細胞を壊したり血液細胞をつくったりして、せっせと老廃物を血中に放出します。これが睡眠中の汗と尿となります。休んでいるうちにリニューアルしてその老廃をためるのも睡眠中の仕事なのです。

睡眠が短いと尿や汗がきちんと分離されずに体中を巡ります。それで徹夜した人は老廃物が体中を巡り小便くさくなるのです。もとより老化が短睡眠でどんどん進みます。ついには寿命も縮むのです。

私は普段八時間睡眠を取るようにしています。休みのときは一〇～一三時間眠るようにしています。

中高年の働き盛りの方は、八時間も眠ることはなかなか難しいことですから、十分な骨休めを確保するにはどうしたらいいでしょうか。いいことを教えましょう。睡眠時間を多く取れない人は、寝そべって仕事するのです。これはどういうことかというと、仕事をしながら骨休めをしているということです。

仕事中にちょっとボーッとする時間を持つということだけでも違います。瞑想みたいにするのも大事です。

熟睡と瞑想がなぜいいかというと、脳細胞のミトコンドリアを休めるからです。それは重力解除とはちょっと違う、別の要因です。ミトコンドリア自身はエネルギーを産生していますから、仕事で忙しい人は寝そべるだけでミトコンドリアを休めることになるのです。

骨休め中に造血作用が働く

骨と軟骨は脊椎動物にしか存在しない物質で、すべてエネルギー物質で成り立っています。特に骨はピロリン酸（リン）エステルといって、高エネルギー物質の核酸のＡＴＰ、ＧＴＰを生成する供給源です。軟骨はチオール（硫黄）エステルといって、嫌気的解糖、酸素のない状態で代謝するエネルギーの要です。

なぜ骨休めが必要かというと、骨を休めないとわれわれは月の引力が満ち潮、引き潮に作用するように、重力が血液に作用するからです。血液が重力の作用で下に行ってしまいます。立っていると、それを巡らせる心臓ポンプがものすごく働かなくてはいけません。座っているときも、寝ているときの数倍は心臓が働かなくてはいけません。立っているだけ、座っているだけでも、一生懸命働いている心臓は疲れるのです。心臓のどこが疲れるのでしょうか。心筋の中にずらりと並んでいるミトコンドリアが疲弊するのです。

もう一つ、立っているだけで、骨髄の中の造血が止まってしまいます。骨髄造血のうち、哺乳動物だけは子どものときは至るところで造血するのですが、大人になると白血球造血が腸扁桃と関節とリンパ節だけでしか行われなくなります。

関節とは何かというと、骨と骨のつなぎ目で力を受けるシステムです。力を受ける度にその力が適度であるときに白血球造血します。過重負担になると造血を止めてしまいます。さらに過剰負荷で壊死します。これが大腿骨頭壊死です。その関節の細胞群にバイ菌やウイルスが入ると、リウマチや白血病になります。軽症では、血小板減少症や白血球減少症、重症では赤血球減少症の悪性貧血、再生不良性貧血、骨髄異型性症、白血病になります。

頭蓋骨にはたくさんの線維関節が存在します。歯の周囲の歯根膜も線維関節ですから、歯で噛んで食べるときに造血系が作動して白血球がせっせとできます。頭の骨は噛んだり呼吸したりしたときに線維縫合関節部でせっせと白血球造血をします。

睡眠中は必ず上を向いて寝なければいけません。横向きやうつ伏せでは下側の鼻がうっ血して詰まってしまい、口呼吸になってしまいます。睡眠中に口を開けて呼吸をすると、風邪の症状になります。これは口やのどに常在する無害なバクテリアが扁桃腺のM細胞からとめどなく入ってきて免疫病になるからです。

横向きに寝ると、体重がかかるため下になった肺が膨らむことができません。美（鼻）呼吸をしていても、鼻腔内の血管が鬱血して下にしている鼻が詰まってしまいます。詰まると苦しくなるので必ず口が開きます。美（鼻）呼吸で眠ると、舌は前歯の裏側にぴたりと吸いついていて口が陰圧を保っていますから鼻咽腔が広く保たれます。

睡眠中の口呼吸は、口腔内の陰圧が解除されるため、舌が落ち込んで舌根が気道を塞いで無呼吸症の原因にもなります。

通常いびきは、口からの空気の出入りに従って軟口蓋が震えて音がします。美（鼻）呼吸にするといびきは解消されますが、美（鼻）呼吸を行うためには鼻の通りを確保しなければなりません。横向き寝にすると、いびきは小さくなったり、なくなったりするかもしれませんが、口呼吸になります。真っ直ぐ上向き寝で舌根がのどに落ち込まないように低いふわふわ枕を使用し、口唇をテープで閉じて美（鼻）呼吸で寝るといびきは改善されます。

ところで、エコノミー症候群になるとなぜ死に至るかというと、頭と足の先の高さの差が一メートル以上もあるため、重い頭を支える位置のエネルギーを心臓ポンプが負担しなければならないからです。心臓のミトコンドリアが疲労困憊《こんぱい》してミトコンドリアが働かなくなれば心臓が破綻します。エコノミークラスとファーストクラスの違いは、寝られるか寝られないかだけですが、寝られるスペースがあるというだけでファーストクラスに乗る価値があります。

ヨーロッパにエコノミーで行くと一〇～二〇万円で、ファーストだと一〇〇万円ぐらいかかります。それだけ値段の差があるということは、横になって寝ることにすごく価値があることを示しています。お金がもったいないからと、一二時間も横にならないで座ったまま眠ることは、命の損失なのです。それほど骨休めは重要なのです。

ファーストクラスでもやはり上を向いて寝たほうがいいに決まっています。下を向いて寝ると鼻がうっ血して詰まってしまいますから、顔が潰れます。

下半身の筋肉を鍛えるとポンプ機能がよく働くようになって、造血作用が高まるという説があるようですが、どこの筋肉でも動かせば造血は高まります。

寝不足が重なると、よく風邪をひいたりするのは免疫力が低下するからです。では、なぜ免疫力が低下するのでしょうか。

寝不足が続くと、リモデリングが正常に行われず、できそこないの赤血球や白血球がつくられて、血液中を出回ります。当然、白血球の消化力も落ちてしまいます。

極論すると、寝不足をする人は半病人と同じです。不良性の白血球は消化力もなく、古くなった細胞やガン細胞、バイ菌を消化することもできません。

「仕事で忙しいから寝る暇もない」

こんなことを言っている慢性的な睡眠不足の人は八時間睡眠している人より免疫病にかかる

可能性が確実に高いといえます。

直立二足歩行の弊害

直立二足歩行は口呼吸と並んで、人体の機能上、構造上の欠陥です。

ゴリラやチンパンジーのようなナルック歩行（握った拳を支えにして歩く）から直立二足歩行にすることで、ヒトは手が自由に使えるようになりました。その代わりに四足歩行に比べて重力作用がほぼ二倍の二gを受けることになりました。

一般の哺乳動物の二倍の二gの重力を受けているので、からだへの負担は計り知れません。五キロもある頭を一五〇～一八〇センチの高さに保つのですから、からだを支えるために多大なエネルギーを消耗します。このエネルギーはすべて血圧に変換されます。そのため骨髄での造血機能が疎かにされてしまうのです。

直立二足歩行をするヒトのからだを支えているのは、骨格筋肉と心臓筋肉ポンプです。骨髄は骨休めのときに造血機能が働き出すので、直立二足歩行をするヒトは横に水平になって一日八時間以上睡眠する必要があるのです。これが、本当の意味での骨休めです。

造血とは白血球・赤血球・血小板などの血液細胞の再生のことです。古くなった赤血球は肝臓で壊されてヘモクロビンが遊離して胆汁の成分のビリルビンとして胆のうに排出されます。

原始脊椎動物のサメの血圧は重力が水中の浮力に相殺されますから、見かけ上六分の一gの水の中では水銀柱で一五ミリです。ヒトの胎児も羊水中では血圧が一五ミリHg（水銀柱）です。生まれ落ちると血圧が三〇ミリHgとなります。せっせとハイハイをして首を持ち上げると、頸洞が刺激されて血圧が六〇ミリHgとなります。これでようやく立ち上がることができるのです。

血圧が上がる前に立ち上がると虚弱児になります。五～六歳になると血圧は九〇ミリＨｇとなりヒトとして一応体制がととのいます。哺乳動物一般の成体（犬や猫）では九〇ミリで、足が短いので立っても九五ミリ寝そべっても八八ミリHgくらいです。キリンは足が長いので二八〇ミリの血圧がないと生きて行けません。ヒトも基本的には脳内の血圧が常に九〇ミリないといけないのです。脳がこの数値を保つためには直立時に心臓部位で一三〇ミリ、座っているときで一一〇ミリなければいけないのです。

ところが、この値が心臓部で九〇ミリになるときがあります。これがからだを水平にして眠っているときです。つまり、ヒトのからだの中で位置のエネルギーの偏りをなくすことにより骨に力がかからなくなる骨休めをすることで心臓の負担が並の、哺乳動物と同じ九〇ミリとなるのです。これがヒトの理想的な血圧なのです。しかし長時間無理をして立っていると眠っても血圧が下がらなくなることがあります。これが高血圧症です。

サメを陸に揚げると、苦し紛れに水を求めてのたうち回ります。そうすると、血圧が上がって循環が確保されて、生き延びることができるのです。じっとしていると、重力作用で血液が循環せずにサメは死んでしまいます。

このことは何を物語っているのでしょうか。脊椎動物の進化の第二革命と言われる上陸に伴って、のたうち回ることで六倍の重力作用に対応することができた。そして血圧の上昇が起こる。骨髄造血発生の原因は、血流の速まりというエネルギー作用にあったのです。　脊椎動物が陸に上がることで、からだは劇的に変化しました。

以下、進化の第二革命のポイントです。

・見かけ上の重力が六分の一gから一gの六倍になったこと。
・水中では〇・七％だった酸素が陸では二一％になり、三〇倍になったこと。
・生活媒体が水の八〇〇分の一の重さの空気に変わったこと。

人間は立っているだけで、エネルギー代謝の要である造血、つまり血液のリモデリングがストップしてしまうのです。重力作用に逆らって重いからだを一メートル六〇センチの高さに立っているだけで骨格筋が膨大なエネルギーを消費するためミトコンドリアの産生するエネルギーが造血にまで回らないのです。

一般の四つ足の哺乳動物は成長完了の五倍生きています。イヌやネコは成長完了が二歳ですから、ヒトに飼われていて条件がいいと成長完了の一〇倍生きることもあります。

では、なぜ二〇年も生きているイヌやネコがいるかというと、単純なことですが四足だからです。直立二歩行することでヒトの行動・生活は便利にはなりましたけど、イヌやネコに比べて重力がものすごく作用するため、立ったり座って仕事をしているだけで寿命が縮んでしまうのです。

ヒトの成長完了は二四歳ですから、成長完了の五倍はまず生きられません。ヒトのように立ち上がって二足歩行するようになると、どんなに頑張ってもだいたい成長完了の四倍までしか生きられないのです。この事実だけでも二足歩行がからだに多大な負担をかけていることを物語っているのではないでしょうか。ヒトが一日ごとに最低でも三分の一日分の八時間骨休めをしないと造血系が障害されて免疫病になったり、寿命が縮んだりするのは、目に見えない地球の引力の作用によるのです。

病気にならない生活習慣⑤軽い体操

筋肉の動かしすぎは内臓に酸素不足を引き起こします。スポーツのやりすぎは概してからだによくありません。日本では口呼吸のまま運動をしているので、スポーツの弊害はあまりにも大きすぎます。交感神経を緊張させるスポーツはからだに悪いのです。

ぜんそく患者は、絶対にスポーツをしてはいけません。ぜんそくではない健常な子どもが気を付けて美（鼻）呼吸にしていればスポーツをやるのは大丈夫ですけど、往々にしてスポーツはからだによくありません。

スポーツをすると、筋肉に乳酸がたまるからよくないといわれるが、乳酸はそんなに悪いものではありません。交感神経過緊張になるから、よくないのです。

交感神経過緊張になると、いろいろな障害が起きます。

本当にからだにいい運動というのは太極拳やヨガ、ウォーキングのような、ゆっくりとした副交感神経の呼吸体操のような軽い体操です。ただし、こうしたからだにいい運動をしていても、睡眠時間が六時間程度なら、重力を無視していることになりますから、からだによくはありません。

私自身も昔はスポーツをよくやっていました。当時の時代の風潮として、ご飯も食べないでスポーツをやったりするのが当たり前で、夏にはダイビング、冬にはスキーと、スポーツを謳歌していました。

今から四〇年以上前ですが、四月にスキーをして五月に大島へスキューバダイビングに行きました。ダイビングから帰って船に戻ったら、船酔いして吐いてしまいました。その時に内臓が大きく動く異常感がありお腹をさすると、今までなかった変なものが触れる感触がありました。腎臓が落ちる遊走腎という病気にかかったのです。

あちらこちらの医者に行っても、病名も皆目見当すらつきませんでした。同級生が腎臓撮影してみたら、「下がっているのは腎臓だね」と教えてくれました。当時、腎臓病で有名だった杏雲堂という病院が御茶の水にあって、佐々康平という先生に診てもらうことにしたのです。

佐々先生は当時、保険は一切やらなくて、今のお金にして一時間で一〇万円ぐらいの診察料でしたが、受診すると一時間かけてカルテに克明に病状を書いてくれるのです。診察して、「これは遊走腎だ」と診断して終わりです。治し方は一切教えてくれないのですから、「どうすりゃいいのか」とこちらは途方に暮れました。

普通の四つ足の哺乳動物の内臓はすべて脊椎骨（背骨）に線維で強固に付着して、吊り下がっています。ヒトは直立したために脊骨が柱のように立っていて腎臓は柱の横の筋肉に筋膜でついているので、やせた人が無茶なスポーツをするときや女性ではお産のときなどに腎臓の筋膜が付着している筋肉からはずれて腎臓が腹腔内を遊走するのです。

腎臓には太い動静脈が入り込んでいますから、動脈が引っ張られて血圧が高くなるのです。このようなからだの構造が重力の作用で壊れる病気には、脱肛や子宮脱、胃下垂やヘルニアがありますが、内科医にとっては全く治す価値のない病気ですから誰も真剣に治し方を考えようとはしません。

治すにはどうしたらいいかということをそのときに一生懸命考えたのです。そのおかげでこの手の病気の治し方を完璧に体得することができました。そして佐々康平先生のおかげで、一流の先生の診察の仕方と現病歴の取り方を余すところなく学んだのです。治すにはまず太ることと鍛えることで、それからは少しずつスキーをやるようにして積極的に鍛えるようにしました。そうしたら、医者にもかからずに遊走腎の症状が治ったのです。

病気にならない生活習慣⑥太陽光エネルギー

一日の始まりである朝には、太陽の光を浴びて、太陽光エネルギーを取り入れることをお勧めします。そういう意味では、太陽の光を浴びながら適度な運動も兼ねる朝の散歩は、とてもよい健康習慣です。

昔の人は朝早く起きて仕事をすることを「早起きは三文の得」と言っていましたが、これはちゃんと理にかなっているのです。朝起きてまだ陽が高いうちに太陽の光を浴びながら仕事をすると、からだにもいいし、しかも作業がはかどります。私に言わせれば、「早起きは健康の得」です。

私自身も太陽光線に当たるために、晴天の休日には一年中屋上で仕事をすることにしています。太陽光線に当たると、論文、特に英文は一日か二日で一本書けるほどはかどるのです。それは、太陽光線に当たると、脳をはじめとして体中の細胞内のミトコンドリアが励起して活発にエネルギーを産生するので頭も内臓も生き生きしてくるからです。

太陽の光は紫外線が肌によくないということで浴びてはいけないような雰囲気になっていますが、そんなことはありません。太陽の光に当たるのはいけない、紫外線がからだによくないと言っているのは日本だけです。ヨーロッパへ行くと、夏でもガンガン太陽に当たっています。もちろん、紫外線をよけることは当然です！

あんまり強いのに当たると、ほくろが一日でできてしまいますから、日差しの強さに応じて太陽光線に当たってエネルギーを補給してください。


太陽光エネルギーを医学に応用したのが、結核の太陽光線療法（サナトリウム）です。

人工太陽光線灯は、デンマークのニールズ・フィンゼンが発明し、当時治しようのなかった皮膚結核の患者に応用して治し、その業績で彼は第三回のノーベル医学生理学賞を受賞しました。それ以来、温めて太陽光線で結核を治す治療法がヨーロッパやアメリカで確立されました。

ところが、日本では結核は微熱が出るので温めることを厳禁し、今でも冷やすことを治療の主体にしています。そのため欧米で治るようになった頃にも、結核は日本では不治の病になっていたのです。結核になって医者にかかって入院すると、日本では必ず死んでしまったのです。絶望して山へ行ったりスポーツをしたり、勝手なことをした人は全部生き残ったというおかしなことが戦前にはありました。

私が繰り返し述べた病気にならない「6つの健康習慣」を続ければ、難病にもガンにもならずに、暮らすことができるのです。

60日でからだが生まれ変わって、ガン・難病を治す6つの生活習慣

①鼻呼吸をする

②食事は両側嚙みで30回は嚙んで食べる

③冷たいものは飲まない・食べない
（からだを冷やさない）

④骨休め（8時間睡眠で上向きに寝る）をする

⑤ゆるやかな体操をする

⑥太陽光を浴びて、からだを温める

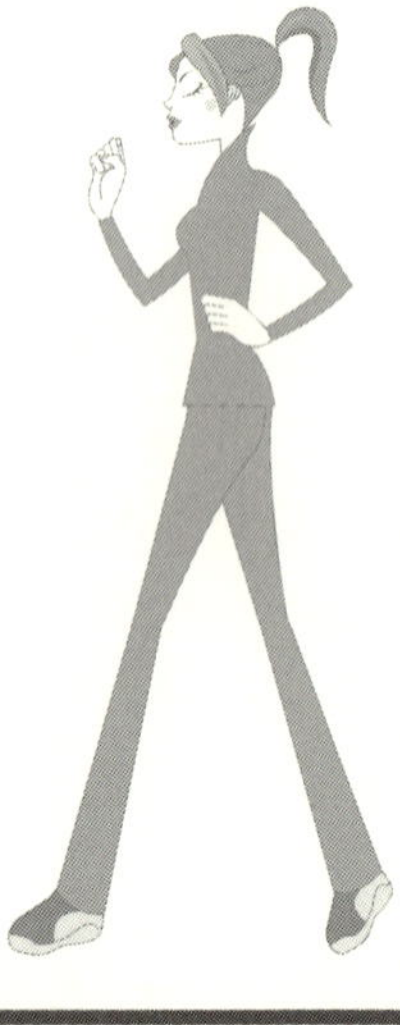

4章

日本の子どもが危ない

子どもの健康は母親で決まる

元気で丈夫にスクスクと育つ赤ちゃんを産み育てたいのであれば、まずお母さん自身が健康でなければなりません。お母さん自身が口で呼吸して冷たい飲料水やアイスクリーム、ファストフードのようなからだによくない食べ物ばかり口にしていたり、ファッションを楽しむために薄着を着て低体温体質になっていては、そのからだから生まれてくる子どもが健康であるわけがないのです。お母さんの健康は生まれてくる子ども、そして子孫のためにも必須なのです。まず自分一人のからだではないことを強く自覚してほしいのです。

今の産科医学では、「つわり」とは何かを知らない医者が、つわりの妊娠初期の婦人に冷たいアイスクリームを当然のこととして勧めています。つわりは受精卵が急激な分裂を繰り返すために起こる腸管内臓系の酸素不足で起こります。従って腸を冷やしてはいけないのです。不快症状がいや増して来ます。

口呼吸を美（鼻）呼吸に改めて腹と腸と手足と胸を温め、人工太陽光線（光健灯）を照射するとつわりは起きません。これは血液のヘム蛋白とミトコンドリアの呼吸蛋白（チトクローム）

が太陽光で励起（活性化）するためで腸の酸素不足が解消するのです。

もともと子宮も腸の一部が分化したものです。妊娠中の人が口呼吸をしたり冷中毒になると母親の腸の悪玉菌が白血球に抱えられて胎盤を通過して胎児が母親のくさったような腸のバイ菌に汚染されてしまいます。これが出産時のトラブルの原因となります。まず羊水が汚くにごり、胎盤がバイ菌で炎症を起こし、胎便が腐敗菌に汚染されて悪臭を放ちます。そして出産時に大出血するのです。

冷中毒になると腸のバイ菌入りの白血球が妊婦の血液に乗って体中を巡り骨髄造血巣に達するとここにバイ菌が巣食うことがあります。するとバイ菌に汚染された骨髄造血巣では、止血の第十二因子欠乏が起こります。そうすると血が止まらなくなるのです。血小板は少なくならないので普通の検査では分からないのです。このとき妊婦を温めるとすぐに血は止まるのですが、日本では逆にからだを冷やすから、輸血しても血が止まらないといって大騒ぎしています。

妊娠中に冷中毒、辛い物中毒、小麦の過食と口呼吸の母親の子は、ほとんど確実に母乳で真っ赤っ赤のアトピーっ子か母乳で中耳炎、ぜんそく、肺炎、膀胱炎になります。これは母親の腸の腐敗菌が胎児のときから白血球に抱えられて赤ちゃんを汚染しているうえに、母乳の中の白血球にごっちゃりとバイ菌が入っているためです。このバイ菌で赤ちゃんが大変な免疫病になっているのです。この手の赤ちゃんの病気を治せる医者は日本にはまだ一人しかおりません。小児科医には手の施しようがありません。

忙しい母親が増えて、乳幼児に市販の離乳食を与えてしまう親が多くなっていますが、できれば五歳ぐらいまでは離乳食を与えてはいけません。これは、はっきりと申し上げます。なぜなら、離乳食に多く含まれるタンパク質は、腸内環境ができあがる以前の乳幼児段階で与えると、悪玉菌になって、三歳から時に五歳まで幼児の血液中にこれらが巡り、幼児の慢性の自家中毒症になるのです。

五歳は無理としても、せめて二歳半までは白いおかゆや、乳児用ミルクでつくった「ミルクがゆ」を母親が自分でつくって与えるのがベストです。乳児用ミルクでおかゆをつくると、ビタミンも取れるから赤ちゃんのからだにもいいのです。

なぜ五歳まで離乳食を与えてはいけないのかというと、腸内環境をきれいにするためです。もしどうしても離乳食を使いたいのなら、ビフィズス因子をたくさん与えるようにするのです。きれいな腸内環境を五歳ぐらいまでにきちんとつくるのが子どもにとって大事なことです。そうすると病気になりにくい、大人のからだに成長するのです。

乳幼児に五カ月で離乳食を与えると、ほぼ例外なく慢性の自家中毒患者になります。私はこれを「離乳食病」と呼んでいます。低体温になって小中高校生になるまでそれが続いて、病気になりやすいからだになってしまうのです。

この五カ月離乳食というのは、授乳期間中の離乳食ですから、幼児の虐待に相当します。虐待されて育った子は、自由になると反逆を起こします。今、いろいろな事件が起きているのはみんなこの離乳食虐待児で、この子らが育って親になると、自分の子どもをいじめたり殺したりするようになってしまうのです。

離乳食が子どもの発達を妨げる

赤ちゃんの病気はすべて非病原性の赤ちゃんの腸の中にいる常在菌か母親の腸の悪玉菌が原因になっています。母親の腸のバイ菌は病気の親の母乳で赤ちゃんに移るのです。自分の腸の中にあるバイ菌がからだの皮下組織や肺の細胞の中に入ってしまうために、細胞内のミトコンドリアに影響して細胞が変性してアトピー性皮膚炎や肺炎を起こすのです。

自分の体内にある毒で病気になってしまうことから、四〇年前にはこれを自家中毒と呼んでいました。今日のまっ赤っ赤の赤ちゃんのアトピーや中耳炎は、昔の自家中毒が慢性化して劇症化しているのです。こういう大切でシンプルな事実を今日の小児科医は全く知らないのです。

今はだいたい五～六カ月ぐらいから離乳食を勧めていますが、これはとんでもないことです。離乳食が早いと、必ず緑便になりますが、小児科の世界ではそれがいいということになっています。「赤ちゃんは二歳過ぎまで母乳中心で育てる」というのが乳児ボツリヌス菌症事件以後の一九八〇年のＷＨＯの勧告ですが、先進文明国でこれを無視し黙殺しているのは日本だけです。

母乳のみでは九九％ビヒズス菌の赤ちゃんの腸内細菌は、離乳食にすると、一〇分後には腸の菌相がまるっきり変わって、ビヒズス菌ではない、大人と同じ大腸菌やウエルシュ菌（悪玉菌）になってしまうのです。そして緑便になりますが、これは腸カタルの一種です。赤ちゃんの特徴は、五歳までは自分の腸のバイ菌をちょっとしたことで吸収してしまって自家中毒になりやすいのです。

小児科医がこういう体たらくですから、母親も一歳から一歳半の乳児にでも平気で生の刺し身を食べさせてしまうのです。それがどんな結果を招くかも知らずに、「うちの子は、二歳ですし食べている」と言って、得意になっている医者さえいます。

乳児に刺し身（特に生《なま》えび）など食べさせてしまうと、刺し身を与えている最中は頭が冴え冴えしますが、後が大変です。刺し身というのはどんなに新鮮でもバイ菌だらけです。おそらく、生魚から特殊なタンパク質が吸収されて、脳細胞のミトコンドリアに影響を与えるのでしょう。それが一年もたつと抗体ができるらしく、最初に熱性けいれんに始まり、ついにはてんかんになってしまいます。

人間の授乳期間というのは二歳半までです。二歳半といえば歯も生えてくるし、胃腸も成長するから、大人と同じものを食べることはできますが、本来はまだ母乳しか与えてはいけない時期です。大人のものを小きざみにして食べさせると大変なことが起きます。

二歳半までは、完全母乳で育てるべきです。それなのに医者は、「離乳食は生後五カ月から始めなさい」というのです。

これはいったいなぜでしょう。昭和五五年に産官学で離乳食産業を立ち上げて、母乳を追放する運動をしたからです。そのやり方は、母乳追放した医者にお金を配るというものです。

そうして実際に、母乳をやめて離乳食にしたら緑便だらけになるので、今度は親が不安に感じて、医者に相談します。

「うちの子は大丈夫でしょうか」

「緑便でも問題ない。そのうち治る」

当時の医者たちはとんでもない論法を繰り出して、不安がる親に問答無用の対応をしました。これが、今の日本の悲劇につながっているのです。

緑便は必ず低体温児となり、放っておいても治らず、二〇歳までこれが続きます。これと、「体力がない」「気力が続かない」「すぐキレる」といった今の若者が抱えている問題は無縁ではありません。

たとえば、睡眠中枢と体温中枢は同じ位置にあるから、寝つきが悪い、食欲がない、起きられないといったことにつながります。体力がなくて朝起きられないから学校に行きにくくなって、不登校につながるのです。

私が聞いた話では、一クラスの中で学校に来ない生徒が三人ぐらいはいるのが珍しくない状況だそうです。四〇人中三人だから、全校にすると二〇、三〇人になりますから、これは明らかに異常です。心の問題やストレスだけで説明がつく話ではありませんから、からだの変調や病変にもっと目を向けるべきです。

不登校の子どもは特に女子児童に多いそうですが、聞いてみると、やっぱり朝ご飯を抜いているといったような、食生活の乱れが原因であることが多いのです。朝起きてお腹がすいていれば誰でも朝食を食べたくなります。食べられないということはからだが受けつけないからで、その遠因を探っていけば、赤ちゃんから子どもに成長していく過程での授乳に原因があるのです。

以前、母乳を飲んでいるのに顔が真っ赤っ赤になった赤ちゃんが来院されたことがあります。

母乳を飲んでいるのになぜそんなことになってしまったのかというと、母親の健康状態に問題があったのです。母親が病気なのですから、いくら母乳で育てても、その子どもが健康に育つはずがありません。

母親は緑内障と潰瘍性大腸炎と皮膚湿疹を併発していたので、私は、母乳をやめて乳児用ミルクにすれば三日で治ると説明しました。

「ミルクに切り替えるのは嫌です。どうしても自分の母乳で育てたいのです」

その母親はそう主張して譲らないので、仕方なくまず母親の疾病を治すことにしました。潰瘍性大腸炎は自分の腸のバイ菌が白血球に抱えられて大腸の上皮細胞内に浸入して腸粘膜細胞の細胞内感染症を発症する大人の自家中毒症です。

この母親の場合は特殊なケースで、大腸のみならず眼の眼房や毛様体と皮膚の三カ所が一度にアトピーになってしまっていたのです。口呼吸を美（鼻）呼吸にしてからだを温めて温熱療法をしビヒズス因子を投与して、潰瘍性大腸炎はもとより緑内障と皮膚病も同時に治しました。今では母子ともに健康に暮らしています。

赤ちゃんは大人のミニチュアではない

今の医師は熱性けいれんを軽く見ていますが、熱性けいれんは脳症の一種で、脳に白血球がバイ菌を抱えて細菌性の炎症を起こしているので、大変なことなのです。

あるとき、当院に、「子どものてんかんを診てくれませんか」という電話がありました。これまでの経験から、おそらく離乳食が原因だろうとピンときました。てんかんはウイルスやバイ菌が原因になっています。治らないとされていますが、バイ菌を駆除すれば治すことは可能です。

「どうぞ来てください」と答えたら、後日、おばあさんを伴って、若いお母さんが五歳の子どもを連れてきました。

「離乳食はいつからですか」

「一歳半からです」

お母さんはそう答えるのですが、今どき離乳食がこんなに遅い子はいないので、もっと早いでしょうと聞くと、

「いや、もっと前からやっていました、五カ月からです」

と案の定、横からおばあさんが割って入ってきました。母親は子どもをおばあさんに預けて働きに出ていたので、何も知らなかったのです。

「一歳半ごろに生のエビを食べさせたでしょう」

と聞くと、出前のすしをとって一歳の子に生エビまで与えていたというのですから、開いた口がふさがりません。この子どもは小さいころからすしが好きで、特に好物の甘エビを与えると、喜んで丸飲みしたそうです。

「消化しないで丸のままでてくるでしょう」

「そのとおりです。消化しないでそのままエビが便に出てきました」

「てんかんの発作はいつからですか」と聞くと、二歳半ごろからで、初めに熱性けいれんがあったそうです。その後でホタテ貝や肉類、エビやカニを食べると口から泡をふいてけいれんを起こすのだそうです。

抗けいれん剤を服用しているので、子どもなのに全くの無表情でした。ひどい口呼吸の癖があり、のどが真っ赤に腫れて、ぜんそくも患っていました。のどから白血球に抱えられたバイ菌でぜんそくと脳症が同時に起きるので、おしゃぶりを使うと同時に二つの病気を治すことができます。ただしてんかんのほうは、抗けいれん剤を止めて食べるものを厳重に管理しなければなりません。

エビ・カニ・ホタテ貝・肉類を一切除去してすべてのタンパク質を植物性のものにするのです。こうしたところぜんそくもてんかんも完治しました。この子はぜんそくがおしゃぶりで完治したということでテレビにも出ました。

赤ちゃんは大人のミニ版ではありません。

早期の離乳食はアトピー性皮膚炎などアレルギーマーチの引き金になります。赤ちゃんの腸の成長に合った食べ物でないといけません。

賢い赤ちゃんの育て方

最近特に、「鼻づまりのためいつもポカンと口を開けた子になり、夜はますます鼻づまりがひどく眠れず、いつも風邪を引いている」という相談が増えています。このような子どもに共通することは、冷たいもの、特にアイスクリームが大好きで、いつも腸が冷えており、足はいつもべったりと冷たいのです。

高等動物の場合、内臓と皮膚は交感神経でつながっており、発生学的に鼻は内臓に由来します。からだが冷えると鼻づまりになりますので体を温かく保つことを勧めています。大人の場合、運動後などからだが温かいとき以外はいつも鼻がつまっているというケースもあります。

子供の場合、冷たい食べ物を避け、からだを温かく保つことを勧めています。ダウンふわふわ枕は横向きにならないので鼻づまりの解消に有効です。

赤ちゃんと子どもの感染症では、手足口病、反復性中耳炎、ぜんそく、風疹、帯状ほう疹、膀胱炎、伝染性紅斑（りんご病）、乳児嘔吐下痢症（仮性コレラ）、百日咳、突発性発疹など、これまでは発症理由が不明とされていた病気です。この種の病気はすべて自分の腸内か、母乳の場合は母親の腸やのどのバイ菌かウイルスによって生ずるのです。このことを私が世界に先駆けて発見しました。

この説が正しいことは、これらのバイ菌やウイルスが赤ちゃんの血液内に入らないように工夫するだけで簡単に完治させることができる事実で証明することができます。母乳で発症する時は乳児用の粉ミルクとビヒズス因子を四二度で与えるだけで二～三日後には治ってしまいます。粉ミルクにはバイ菌が入っていないからです。

ヒトは脊椎動物の名門の哺乳類のトップに位置しますが、動物の一員であることを忘れたために出産と育児の本能と伝承が忘れられています。「子育てとお産は医学ではなく、伝承と母と子の本能で行われるべきもの」というのが西原式育児の根幹です。

もしあなたの子ども、またはお孫さんが赤ちゃんなら、健康をチェックする簡単な方法があります。次のチェックポイントと照らし合わせてください。

- **夜泣きをしない**
- **ぐずらない**
- **夜もスヤスヤと眠る**
- **手と足がいつも温かい**
- **肌がピカピカ**
- **アトピーではない**
- **おしゃぶりを使っている**
- **母乳で育てている**
- **ポカン顔をしていない**
- **上向きに眠る**

このうちの多くに当てはまるようでしたら、赤ちゃんは健康でスクスク育っているということですし、逆でしたら赤ちゃんの健康に危険信号が灯っていると考えるべきです。

こんなものは子どもに食べさせてはいけない

子どもに与えてはいけないものの筆頭は、アイスクリームと冷たいジュースです。これに口呼吸が加わると、しばしば幼児・小児の血液病になります。

先日も五歳のときに小児白血病になった子が沖縄から受診しました。五歳のときに九州のがんセンターで骨髄移植を受けて今は一五歳になっています。完璧な口呼吸とアイスクリーム中毒で温かいお茶やお湯が一切飲めないのです。のどは真っ赤っ赤できたない扁桃にはひどい炎症が見られました。まるで白血病ののどのごとくでした。そしてひどい間質性肺炎と気管支炎でがんセンターでの診断は、骨髄移植の副作用の拒絶反応で心肺移植しか手はないとのことでした。

詳しく診察して分かったことは、この肺炎は、ただの重度の口呼吸と重度の冷中毒による自分の腸のバイ菌による肺の感染症であるということです。免疫抑制剤を使っていたのでますすバイ菌が元気になっていたのです。冷中毒をいましめて有効なビヒズス因子と抗生物質を投与したところ痰《たん》が激減しました。冷たいものを飲んでからだを冷やして口呼吸して胸を冷やすと白血病になったり、肺炎になったりするのです。肺の源の鰓はもともと赤血球造血器ですから、肺も血液をつくる器官と深いかかわりがあるのです。

アメリカで乳児ボツリヌス菌症事件が起こったのは一九七七年ごろです。ハチミツの中にボツリヌスの芽胞が交じっていたことを知らずに、赤ん坊に与えてしまい、多くの死者を出してしまったのです。

これを契機にアメリカでは育児法を昔の日本式に切り替えて、二歳過ぎまでの母乳を復活させましたが、そのときに日本はというと、逆に完璧にアメリカ式に換えてしまいました。この結果、皮肉なことに、アメリカの乳児の健康は改善し、日本の乳児の健康が損なわれていったのです。

アメリカでは今も、五歳になるまで子どもにハチミツを食べさせませんが、日本では、「一歳になったらあげてよい」とされています。日本の小児科医は、乳児ボツリヌス菌症事件の教訓を何ら生かしていません。教訓を生かそうにも、乳児ボツリヌス菌症事件の真相をほとんど知らないのが日本小児科医学者の実態です。日本の医学者の不勉強にはおどろくべきものがあります。

特に五歳までの赤ちゃんに食べさせてはいけない食べ物は、次のものがあります。

・生のハチミツ
・刺し身
・生エビや生ホタテ
・ピーナッツバター・ナッツ類
・カレー
・ごま
・そば
・果物
・うどん・パン
・冷たいミルク
・生肉
・鳥肉のから揚げ

「ミルクなら冷たくても大丈夫だろう」

こんな安易な気持ちでいると、すぐに赤ちゃんにアトピー症状が出てきます。冷たいものを飲んで腸を冷やすと、アトピーになります。赤ちゃんには三七度以上の体温が必要だということはくれぐれも覚えておいてください。

ゴムの下着をはかせてはいけない

大人も子どもも低体温の場合の共通点は、寒い格好と衣類のゴムがきついことです。老若男女を問わず、日本ではきついゴムの下着をはいています。これは下着メーカーの都合でそうなっているのですが、このきついゴムの下着も病気の諸悪の根源です。言ってみれば、必ず病気になるようなものを着せられているようなものです。

特に赤ちゃんの紙オムツやパンツ、ズボンはゴム等がきつすぎて循環不良を起こし、体温の低下の原因となっています。今はやりの狂暴な赤ちゃんのほとんどは、下着のゴムが原因です。ゴムでお腹が締めつけられて苦しいから暴れるのです。

これはちょうどロデオの馬のようなものです。ロデオというのは雄の馬の睾丸をぐっとロープで締め上げて苦しくなって暴れるのですが、それを赤ちゃんにやっているようなものなのです。だから、暴れる赤ちゃんの下着のゴムを切ってやると、一五分もすればおとなしくなります。

私の研究所に来る赤ちゃんには、親の許可のもとに下着のゴムを切ってゆるくしてしまいますが、なかには切らせない親もいます。以前、母乳を与えているのに、緑便が治らなくて困ると言ってやってきた母親がいました。からだも温めているし、母乳にしているのに、緑便が続いているのは確かにおかしい。

「先生の言っていることはきちんと守っています」

そう言って抗議に来たのですが、病気の原因というのは一つではないのです。そういう人の赤ちゃんは、たいていきついゴムの下着とくつ下を着せられています。ゴムでぎゅっと下半身を締めてくつ下で足を締め上げると、うっ血して毒性物質がたまって緑便になってしまうのです。ゴムを切ってからは緑便も治りました。

きつい下着をはいているのは、赤ちゃんだけではありません。あるとき、血圧が一九〇で降圧剤を一〇種類飲んでいるというおばあさんが受診されました。

「ふらふらめまいがする」というので、聞いてみると、若い人がつけるようなワコールのきつい下着をつけていたのです。原因はこれでした。

看護師に頼んでそのおばあさんの下着のゴムを切った後で血圧を測ったところ、案の定、その場で四〇も下がって、一五〇になりました。腹部には腹大動脈があるので、これを締め上げると子供でも血圧は三〇〜五〇上がるのです。

さらに今飲んでいる一〇種類の薬を調べたら、必要なのは一種類だけと判明したので、薬はその一種類だけに絞り、あとは下着のゴムをゆるゆるにするように指導したところ、それだけで血圧は標準にまで下がりました。

赤ちゃんも子どももおばあちゃんもこれでなぜきつい下着がいけないかということがお分かりでしょう。からだにはいたるところに動脈があるから、これをぐっと締め上げると、血圧が上がったり、リンパがとどこおって細胞が生き生きとできなくなって毒性物質を出します。大動脈を締め上げて高くなった血圧を薬で心臓を弱らせて下げるのはからだが死にそうになるほど大変なことなのです。

なぜ保育園に子どもを預けてはいけないのか

西原研究所に来られる女性には仕事を持ちながら、子育てをする人も多いのですが、そのうちの一人の話です。仕事が忙しいので生後八カ月から保育園に預けていたら、一〇カ月のときに入院してしまったそうです。これはこの母親の育て方に問題があったわけではなく、実は、保育園の指導が抜本的に間違っている結果でした。

保育園では靴下を履かせません。なぜ靴下を履いてはいけないのかというと、すべって転びやすいからです。しかし、靴下を履かないと、足元が冷えて病気になりやすい。それならば、靴下を履かせた上で、転ばないように気をつければいいのではないかというとそうはならないのです。

子供が病気になっても保育園の責任問題になりませんが、すべって転べば保育園の責任になるから靴下を履かせないのです。言わば、自分たちの責任逃れのために、子どもの健康を犠牲にしているのです。

そこで私は彼女の子どもに靴下を履かせるよう診断書に書き、保育園の中でも靴下履きを通すように指導したところ、以後、病気をしなくなりました。

育児書に書いてあることはほとんど全部間違いと言ってもよく、保育園はそんな育児書に書いてあることを鵜呑みにして、自分たちの都合を子どもや親に押し通そうとしています。だから私は、働くお母さんに必ずこう言います。

「お子さんを保育園に入れたら、その子の一生はある程度諦めてください」

今どきの女性には冷たく突き放した言葉に聞こえるかもしれませんが、子育ては一世一代の大仕事です。それを仕事の片手間でやろうというのは土台無理なことです。

以前、公立の保育園へ観察に行ったら、子どもは全員見事に口呼吸の阿呆づらをしていました。もっとショックだったことは、保育園に預けて最初に覚える言葉は「終わった、終わった」でした。

これがどういう意味かお分かりになるでしょうか。保育士たちは、子どもたちに離乳食をスプーンでがばっと丸飲みさせて、できるだけ早く食事を終わらせたいのです。もとより子どもたちに対する愛情なんてかけらもありません。早く食事を終わらせたくて、「終わった？　終わった？」と聞くのです。こうしてせめられた子どもが、その言葉を最初に覚えるのです。

当然、ゆっくり食事などさせてくれません。離乳食は全部丸飲みで、おしゃぶりも使わせてくれませんから、子どもがものすごく凶暴になります。三歳児がかみつき合いのけんかをするのも当然と言えば、当然なのです。

こんな状態ですから、保育園に入れた途端に病気になるのは当たり前です。こんなふうにいためつけられた子が、すこやかに育つはずがありません。それで保育園に入れたらその子の一生は諦めてくださいと言っているのです。保育園に入れて一週間で私の赤ちゃん相談室で助言を受け入れて、仕事をやめて子育てに専念したお母さんもかなりの数にのぼります。子どもの一生をあきらめるのが嫌なら自分で育てるしかないのです。

日本での子育てには、実にまやかしが多く、特に役所関係のかかわるものになると、管理する側の都合が優先され、それにもっともらしい理屈をつけている傾向が目立ちます。

授乳を一〇カ月までにやめないと虫歯になるなどというとんでもないでたらめは、その典型例です。実際には、生後三年間は母乳が望ましいし、少なくとも二年半まで離乳食は与えてはいけません。それなのに、早く離乳食に切り替えさせたい人たちの圧力によって真実が歪められてしまっているのです。

アトピーの相談では、医者に「公園に連れ出せ」と言われてしょっちゅう外出させているケースが多いのですが、これも間違いです。二歳半までは、カンガルーやコアラなど有袋類がお腹の袋の中で子育てをするように家の中だけで育てるのが賢明です。公園デビューなどとんでもないでたらめです。もちろん、太陽光線には当てることはいいことですが、赤ちゃんの場合、家の中でガラス越しで十分です。

外に連れ出すのは、お母さん自身がどこかへ行きたいからということもあるのでしょうが、子どもを外に連れ出すことは健康によくないことを肝に銘じたほうがいいでしょう。

出産とは進化の第二革命

脊椎動物の系統発生における進化の第二革命とは、原始脊椎動物のサメが水中から陸へ上陸する脊椎動物の上陸劇のことです。水中生活から陸上生活への変化によって、何が起こったかというと、重力作用が六倍、酸素量が三〇倍になったことです。

陸での生活媒体である空気は重量にして水の八〇〇分の一になり、保温性が極めて低いのです。このドラスチックな変化によって、動物たちは生活環境が激変し、それに対応するために進化が起こったのです。

私が行ったネコザメを水中から陸上に引き上げる実験では、陸上でのたうちまわることで重力作用に対応して血圧が上がって生き延びると、高くなった血圧の流体力学エネルギーによって生ずる流動電位で筋肉・骨格系の間葉細胞の遺伝子の引き金が引かれて、これにより、細胞の形と機能が同じ遺伝形質のまま変化することが明らかとなりました。

赤ちゃんが母親のからだから生まれ落ちるときにも、このような変化が見られます。胎児が破水して生まれ落ちるときには重力が作用して血圧が上がります。すると、すべての胎児性タンパク質の遺伝子から成人型タンパク質の遺伝子が発現するようにスイッチが切り替わります。

このとき腸管内臓系、外呼吸器系、泌尿生殖系、神経系、感覚器官系、筋肉骨格系、骨髄造血系、心臓循環系・リンパ循環系、細網内皮系、結合組織系、皮膚上皮系、エネルギー産生系の一二種類の急激な変化が生後に生じて、哺乳動物の免疫システムがスタートするのです。

ヒトの胎児は羊水の中にいるときは見かけ上の六分の一g、産まれて母親のからだから出てきたときに初めて六倍の重力の一gにさらされます。そのときがヒトの子どもにとっての上陸劇となるわけです。個体発生は系統発生を繰り返すと言われるゆえんがここにあります。

帝王切開は母子ともに不健康

一時期、帝王切開が儲かった時代があり、いくつか条件が揃うと安易に帝王切開を敢行する風潮がありました。もちろん、母子ともに危険が迫っている場合はやむを得ないこともありますが、こういう自然に反する行為は必ずなんらかの弊害を伴うのです。

帝王切開をすると、産道を通して赤ちゃんが出てこないのですから、お産が完結していないことになります。お産というのも生殖欲の究極のすがたですから、途中で横から取り上げるということはセックスを途中でやめたようなものです。この結果、後になって性欲が限りなく亢進してしまうのです。

パートナーがいるうちはまだいいが、五〇歳、六〇歳になって生殖年齢が終わってからも亢進がやまないと、家庭不和の原因にもなってしまいます。でたらめな医療によって、本人が気づかないところでこういう不幸なことが起きてしまうのです。普通帝切は、二人までしか生めません。

相撲の子は胎児も大きいので自動的に帝王切開で産むように、わが国の医療ではなっています。有名な二人の兄弟の相撲の母親が、更年期近くになって若い医者と浮き名を流して相撲部屋もつぶれてしまいました。まことにどうにも止まらなくなった性欲とは恐ろしいものです。もちろん、帝王切開は、産まれた子供にも影響があります。産道を通過していないから肺と皮膚が強く締めつけられて出産する過程が省かれていてともに弱くなります。

現在でも、生まれてくる子どもが一定以上の大きさだと、自動的に帝王切開にさせられます。「何百グラム以上は帝王切開」などと、安易に決めていいものではありません。外科医療が発達する前は、帝王切開などなかったから、何とかして産ませようとした。そのために母子が危険にさらされたこともあったのですが、それが自然の分娩というものであり、帝王切開はやはり最後の手段です。

仮に、仕方なく帝王切開で産んだ場合は、せっせと毎日マッサージして赤ちゃんの皮膚と呼吸を鍛えるしかありません。

5章

医者からわが身を守る術

なぜ日本人にガンが急に増えたのか

今の日本ではガンの中でもある特定種のガンにかかる患者がやたらに多くなりました。これは何も日本人の体質や地理的環境、生活習慣によるものではありません。

日本人に多いガンはどういうものかというと、CTスキャンと腫瘍マーカーだけで診断するガンです。つまり、体内の組織・器官で発生し、検査だけで発見したり、あるいは発覚するガンです。

CTと腫瘍マーカーが開発される以前はガンはメスや針で組織を取り出して（バイオプシーという）顕微鏡で病理組織診断をしてガンか良性腫瘍か炎症巣かを判断しました。ところが最近は、からだの奥のガンはすべてCTと腫瘍マーカーだけでガンと診断してよいことになったのです。

従ってこの種のガンが急増しているのです。皮膚ガンや口腔ガンのように、目で直接見える組織・器官のガンは逆に、どんどん減っています。この種のガンは、今でもバイオプシーをして診断するのです。このことは、日本人の遺伝子が進化、あるいは変化したことを物語っているわけではありません。

オゾンホールの崩壊で皮膚ガンが増えると大騒ぎしていますけど、実際に皮膚ガンが増えているとの報告は全然ありません。ところが、CTで診断されると、脳下垂体、甲状腺、乳房、副腎や膵臓、腎臓、肝臓の感染症や嚢胞でもガンと診断されてしまうのです。

腫瘍マーカーで診断するとは、どういうことかというと、医者がガン患者をつくりだしているのです。

「陽性です」とか「悪性になる恐れのあるポリープ」は「悪性ポリープ」になり、肝臓の嚢胞は「肝細胞ガン」になってしまいます。

ところが腫瘍マーカーは、炎症でも高くなるし、必ずしもガンとはかぎらないのです。もとよりCTで見る病巣は共鳴現象（オーリングテスト）ではガンかどうか判定できますが画像だけでは判定できません。

このように医者が色々な言葉を並べて、それほど病状が悪くない、ガンではない患者をガン患者に仕立て上げるのです。片っ端から軽症の人を重症にしていくのです。この医者の暴走に対して、厚生労働省が診断法にお墨つきを与えているのです。

私の知り合いが、「肝臓に嚢胞が見つかったから、直ちに大学病院に行って治療しなさい」と言われました。紹介された大病院に行くと、CTを撮っただけでもうその場で「肝細胞ガン」

と診断されました。

ビックリした知人は、真っ青になって、私の研究所にやって来ました。事情をこと細かく聞いた後で、私はキッパリ言い切りました。

「本来はバイオプシーしなければ、ガンと診断はできないし、そんなはずもありません。そんな治療を受けなくてよろしい」

私の忠告に従ったおかげで知人は助かることになるのですが、もし大学病院の治療を受けていたら、悲劇が待っているところでした。


中学でバスケットボールをやっていた男性は、口呼吸で練習の後に冷たいものをグイグイ飲んでいたために、社会人になってリウマチにかかりました。直ちに入院して、ステロイドと制ガン剤が治療に使われました。

ちょっとリンパ腺が腫れているだけなのに、入院させてステロイドと制ガン剤を使うのですから、あきれてものも言えません。もともと口呼吸と冷たい物中毒でリウマチになっただけで、症状は軽症で、入院させる必要さえありません。

「さっさと退院して、からだを温めて美（鼻）呼吸にしたら、いっぺんで治ります」

私がそう言ったら、案の定、数カ月で回復しました。

前立腺ガンは腫瘍マーカーですぐガンと診断されてしまうのですが、一晩中温める温熱療法と光線療法で治療するだけで治ってしまいます。ある人が、前立腺ガンになったとすると、患部だけでなく徹底的に全身を調べます。

ガン細胞がほかの組織・器官に転移していないかを診るという意味もあるのですが、真の目的は病気の掘り起こしです。ほかに悪いところもあれば、そちらも治療する。心臓も悪いと診断されたら、最初にステントを入れて一人何百万円のトータルケアシステムにして徹底的に高密度の治療を行うのです。

これが大学病院をはじめとする一流の大病院のやり方です。日本の医療は、病気の掘り起こし運動をしているのです。

治療法からガンの本態を探る

腫瘍マーカーとＣＴスキャンによって腎臓ガンと診断された四五歳の男性の治療例をここに示します。ＣＴには腎嚢胞とともにガン病巣が認められた。ＢＤＯＴ（オーリングテスト）による共鳴現象で調べるとＣＴ像も、身体の腎臓部も共に－４でガン病巣であることを示していました。

ＢＤＯＴでＣＴ像と患者の腎臓部に共鳴する有効なビヒズス因子を調べるとビヒズス因子（ヤング）と活性乳酸（ラック）が有効であったので、口呼吸を改め美呼吸を徹底し冷中毒を改めて、一カ月間これらを投与しました。これがミトコンドリア活性免疫病治療法です。

一カ月後に共鳴で腎臓ガンを調べたところ、判定結果は、初診時の－４が一カ月で＋２に変化していました。そこでこの療法を一年間続けたところ、右の腎臓は元来存在していた嚢胞はそのままでガン病巣が消失し、共鳴でも＋３となっていて、ほぼガンは完治していましたが、大学病院の医者は手術を強く勧めたそうです。

五年前ごろから腫瘍マーカーとＣＴスキャンによるガンの診断が一般的となり、大学病院で盛んに手術をされています。腎臓ガン・副腎ガン・膵臓ガン・肝臓ガン・甲状腺ガン・乳ガン・子宮ガン・前立腺ガン・脳下垂体腫瘍等です。これらのガンは手術をしてはいけません。特に腎臓ガンと肝臓ガン・膵臓ガンは今日医者が最も手術を勧める病気ですが、からだを温めて、美呼吸を徹底して太陽光線によりミトコンドリアを活性化し、冷中毒を改めビヒズス因子とともに有効な適量の抗生物質ないし抗ウイルス剤を長期的間欠的に服用して腸を活性化し骨休めを十分に図る「ミトコンドリア活性免疫病治療法」により完治させることができるのです。

最近の別の例を示します。

喘息の持病のある出版社の社長さんが腎臓ガンにかかりました。腎臓ガンは二つある腎臓の片方に限局しているので、手術で確実に転移することなく腎臓を丸ごと摘出できるので、一カ月後には退院できるということで、手術を自信を持って勧めるのが医者です。ところが実際には手術をすると二～三年後には死亡します。手術後三カ月してほとんどの症例で、起こるはずのないひどい転移が発生するのです。

この症例も三カ月目に腹腔への転移が起こり、社長さんは制ガン剤の治療を受けることとなりました。その結果二年半後には亡くなってしまいました。

この事実を深く考えてみましょう。

ミトコンドリア活性免疫病治療法でわずか一カ月から好転して一年で完治する腎臓ガンが、手術では重症の転移が起こる。本当の腫瘍は一粒二粒の細胞から一センチの大きさに育つまでに一〇年はかかります。従って一〇〇〇粒の細胞が仮に転移したとしても粟粒結核のごとく小転移巣をつくるのに数年は必要です。にもかかわらず数カ月でひどい転移が起きるというのは、ガンが制御不能の多重微生物（細菌・マイコプラズマ・ウイルス）の細胞内感染巣の集合体であることを暗黙のうちに示しています。

ガンは時に、丹毒に感染して一週間ほど三八度～三九度に発熱すると自然治癒することが昔から経験されていましたが、発熱で活性化するのがミトコンドリアです。そして細胞内感染症で最初に障害されるのもミトコンドリアです。六〇兆個の多細胞をまとまった一個体の動物として、統一的運動に多種の器官・組織の細胞群をサイトカインとホルモンで制御しているのが、各細胞内でホムンクルス（小人）のごとく働いているミトコンドリアであることを思い起こしましょう。多細胞動物の発生過程におけるミトコンドリアの機能を、演繹法・帰納法とともに逆計算法で考えると、各組織や器官が発生する過程において細胞膜によって細胞増殖を制御する膜制御機構がミトコンドリアに存在することが分かります。

多重微生物の細胞内感染症でミトコンドリアの膜制御系が崩壊し、細胞が制御を失って増殖するのが、特殊細胞内感染巣のガンであるとすれば、腎臓ガンの摘出後の急速で広範な転移巣成立の謎も解けます。一〇年間一度も医者にかからずに放置された末期乳ガン患者を鼻呼吸にし、ガン患部をビヒズス因子で洗浄しビヒズス因子（ヤング）を多めに服用し、純白米のお粥を食べさせて、低体温を改めたところ、一週間で見違えるほど回復した症例があります。治療を続けた結果、家族が驚くほど元気になりました。

五〇歳代の人工歯根療法を希望して来院された女性は、前に甲状腺ガンの治療の既往歴があり、有名病院で乳ガンの経過を観察中でした。人工歯根療法を始めるに当たり、からだ全体を健康に保つ美（鼻）呼吸体操を中心としたミトコンドリア活性免疫病治療法を実施し、ビヒズス因子の服用を続けたところ数カ月後に人工歯根療法が完了したころには乳ガンが消えてなくなっていました。有名病院の医師は大変驚いていたそうです。

八〇歳代の男性が大腸ポリープガンで紹介されて八年前に来院、受診しました。手術を勧められたそうですが、この年で手術はしたくないとのことで、ビヒズス因子と、光健燈、赤外線で温めるミトコンドリア活性免疫病治療法で粘液が分泌する症状は軽減され、ガンの進行はすでに八年間ピタリと止まってしまいました。

ガンもまた複雑多重の微生物の細胞内感染症で、細胞膜の制御が失われているだけの免疫病だと分かれば、治す方法も自ずと明らかとなります。ミトコンドリア活性免疫病治療法でほとんどは簡単に進行が一〇年二〇年の単位で止まるのです。冷やしたり骨休めを怠ったり口呼吸を続けるからどんどん悪くなるだけなのです。ただし免疫病はある限度を超えてミトコンドリアが回復不能なまでに障害されると、どんなに治療しても治すことができません。

従って、取り返しがつかなくなるほどにミトコンドリアをステロイド剤や寒冷・熱エネルギーや過剰重力作用で痛めつけてはなりません。このことを理解すれば、あらゆる病気を未然に防止することが可能となります。

現代医学の問題点

ガン告知にしても、日本ではある時期まではタブーとされていましたが、アメリカでのガン告知の風潮にならって、最近では患者に対してでも行われるようになりました。ただし、問題があります。家族はもちろんですが、本人への告知は細心の注意を要するのに、患者を恫喝するような、あるいは患者を見捨てかねないような告知を平然と行っています。

「余命三カ月、長くもって半年」

「抗ガン剤を使えば余命は三カ月、使わなければ一カ月。どちらにしますか」

患者の精神状態、症状に配慮しながら、告知しなければならないのに、このような無神経な発言を平然として、患者をいたわる素振りもありません。

患者には医者を選ぶ権利、最善・最良の医療を選ぶ権利があるにもかかわらず、完全にないがしろにされています。病気になったとき、どこの医者に行くかによっても、完治するか・完治しないか、あるいはその後の病気の回復がかなり違ってきます。

なぜこんなことが起こるのでしょうか。根本的な原因は現在の日本の医療制度に行き着きます。

たとえば、私たちが健康が損なわれて病院に行くと、医者から「詳しく調べないと病状が分からないので、検査しますから入院してください」と入院を勧められます。実際に入院すると、検査・検査の連続で、医者からは問診はおろかじっくり話をする機会もありません。こんな経験をした方も多いのではないでしょうか。

現在の医者は、患者と向き合おうとしないのです。マニュアル重視で採血して検査、CTスキャン、レントゲン、NMRを撮影してデータを集める。出てきたデータをもとに治療法を決める。このように治療が完全にマニュアル化されています。ガンの疑いで入院しても、問診すらほとんどありません。患者と対話して、問診、視診、触診、聴診、打診をするといった医学上最も重要な診察は一顧だにされません。

そもそも顔を見るだけで、健康状態、病状が分かるのに、検査数値を重視するばかりで、マニュアル医療に逃げ込んでいます。

それでは、なぜ医者は検査に走ろうとするのでしょうか。これには、はっきりした理由があります。検査がお金になるからです。

病院の収入のために、患者を検査漬けにするのです。

どういうことか説明しましょう。

日本の医療制度は国民皆保険で健康保険医療制度が実施されています。これは厚生労働省が管轄する一種の国営医療制度つまり国家統制医療に近いもので、この制度におけるすべての医療行為は「保険医療養担当規則」という端末の法律に則って行われます。にもかかわらず医療労働に対する報酬は国家統制がなくて自由主義経済で、出来高払いになっています。それで以前に死ぬ寸前のヒトに大量の輸血をしたり高価薬を点滴したりして大問題になりました。

また、わが国では昭和四七年に難病医療救済制度として難病の医療費公費負担制度なるものができました。もとよりこの医療行為に対する報酬がキューバのようにすべて国家統制で治療してもしなくても給料が同じなら、患者にとっては大変ありがたい恵みの制度です。

ところが診療報酬は自由主義経済の出来高払いだから、軽症者がどんどん難病に仕立て上げられています。制度ができた当初、五万人に一人の潰瘍性大腸炎が今や二五〇〇人に一人になりました。この難病の公費負担は、驚くほどの高額なので、まるでこれは大型病院の救済制度のごとくです。

日本では患者の医療費が公的資金で支払われるという先進国でも例を見ない、わが国独自の医療制度を採用しています。まるで共産主義国のような社会保険制度を採用しており、一見すると経済的弱者に配慮した素晴らしい制度のように思われるかもしれませんが、実態はまるで逆です。

公的資金で月に数百万円から一〇〇〇万円に近い金が出来高払いで支払われるので、患者はその犠牲になってしまうのです。そして私立の大学病院はあちこちに分院をつくってどんどん大型のビルに発展していくのです。これはまるで戦前の軍需産業のごとくです。国民は一兵卒の代わりに全員患者となるのです。

この歪みが一番表れているのが、ガンや白血病などの難病治療のケースです。

ステロイド療法
インターフェロン療法
抗ガン剤療法
骨髄移植療法
人工透析療法……

これらの治療法は莫大なお金がかかります。公費の支払いがなければ、こうした治療法は普通の人ではまず受けることはできません。そこにつけ込んで、医療費公費負担で患者には経済的負担が少ないために、医者は患者の健康状態などお構いなしにこれらの治療法を積極的に採用します。

検査漬け医療が横行しているのも、同じ理由からです。一人でも多くの患者をお金のかかる治療法で、できるだけ長く治療すれば、大病院には莫大な収入が公費でもたらされます。

患者の健康状態などまったく配慮せずに患者の経済的負担が少ないことを完全に逆手に取っています。まさに患者を無視した、自分たちの都合のいい「医療」を行っているのです。

治る病気を医者が難病にしてしまう

実は難病といわれる病気は回復するのが難しいからそう言われているのですが、これも事実と異なります。根絶するのは難しいことを隠れ蓑にして、治る見込みのない対症療法を延々と続けているのが実態なのです。

現在の医療はあくまでも対症療法ですから一時的に患者の痛みが和らぐことはあっても、適切な治療ではないので、からだをダメにして悪化することが多いのです。こんな不毛な医療が、医者の生活のためだけに行われているのです。

もとはといえば難病といわれるわけの分からない免疫病の治療医学の基礎となるはずの免疫学が世界中で「自己・非自己の免疫学」という大人のおとぎ話で回っているから、こんなでたらめ医療になるのです。この「おとぎの免疫学」は、臓器移植したときに働く白血球の組織免疫能だけを主要組織適合抗原（ＭＨＣ）で見ているだけの話で、難病の原因や治療とはほとんど無縁の物語です。それで私はこれをおとぎ話と言っているのです。

病気は原因がなければ起きません。その原因がエネルギーの摂取の不適当の冷中毒と口呼吸と骨休め不足で、自分の口やのどや腸の中に巣食っている病原性のない常在性のバイ菌やウイルスがパイエル板のM細胞から白血球に取り込まれて体中を巡り、いろいろな器官や臓器や組織をつくっている細胞群に細胞内感染を起こすと、細胞群の中のミトコンドリアが働かなくなって、細胞が駄目になると、免疫病が発症するのです。

これを私が解明しました。この軽症例を五〇年前には大人で日和見感染症と呼び子どもでは自家中毒症と呼んでいたのです。

子どもが腎臓病にでもなったら大変で、命がいくつあっても足りません。子供の腎臓炎の多くは風邪で血液がくさった時についでにバイ菌やウイルスが腎臓に巣くうだけですから風邪を完璧に治せば腎臓も治ってしまいます。腎臓は冷やしてはいけないのですが、大学病院に入ると、まず徹底的に冷やします。風邪は温めれば治るのに、風邪の治療は一切しないでとにかく冷やすのです。そのために風呂を廃止してシャワーにしている。

もともとそれほど悪くなかった病気を徹底的に悪くして、小便の色が真っ黒になってから初めて治療を始めるのです。いわゆるステロイドパルス療法で、「あ・うんの呼吸」でそういう治療をします。ある意味では、医者が病人をつくり出しているということになります。

難病の患者は、医療費の個人負担免除と引き換えに、医者たちの高額医療費のための臨床実験研究の対象にされています。いわば、モルモットと同じ扱いです。

検査を何のために行うのか。

患者にとってこの治療法はどんな意味があるのか。

そうした大切なことが置き去りにされています。

もっとひどい場合は、患者の病状によって、ガラリと態度を変えます。風邪などの軽い症状の病気には保険の点数が低いので、「そんな程度で病院に来ないでください。薬局で風邪薬を買って飲めばいいでしょう」と言わんばかりです。保険の点数に結びつく疾患でなければ、収入がない。ここに最大の問題点があります。弱者救済のための医療制度が完全に裏目に出ています。

ここでひとつ具体例を挙げましょう。

腎臓の病気にかかると、医者は人工透析を勧めますが、これには年間で五〇〇万円の公費支給があります。自己負担なら三分の一でも一〇分の一でも、とても一般庶民の手に届く金額ではありません。

しかしながら、これが公費負担で全額支払われるのですから、患者のフトコロを直撃する恐れはありません。その代わり、人工透析を受けなくても私の治療法で治る可能性のある患者が、治る見込みもないものとして人工透析を受けるのですからかないません。つまりは患者の犠牲の上に大型病院育成のための医療制度ができ上がっているのです。これがわが国の国策医療なのです。

日本の医療制度は一方で公費負担という共産主義的国家統制医療制度を採用しながら、病院の収入は出来高払いという自由経済主義を採用していますから矛盾が多く乱用されやすいのです。患者が治ろうが治るまいが、規則に則った医療行為を行いさえすれば、医者は責任を問われることもありません。

ちなみに、今の医療制度が今日のスタイルとしてできたのは、母子健康手帳と国民医療皆保険制度は、意外なことに昭和一三年の昭和軍閥の時代です。これも意外なことですが当時の陸軍は、ナチスの国家社会主義の制度を手本としたのではなくて、なんとソヴィエト社会主義のスターリンの制度を導入したのでした。

ソヴィエトが崩壊したときのロシア革命の総括はスターリンによる「自国民にしかけた戦争」でした。昭和軍閥も国民皆兵で職業軍人以外のすべての国民を一兵卒にして死場に追いやってその保障すらしなかったわけですから、もしかしたら自国民にしかけた戦争だったのかもしれません。

そして今ここで問題にしている国民皆保険の医療制度の根幹も昭和軍閥がつくり、今日のごとく制度化して実施したのは、すべて陸軍研究所の石井中将の率いた７３１部隊の隊員の主要有力メンバーが敗戦後大学教授に変身してのことです。

さきの大戦の戦勝国のアメリカでは、治療費は個人または保険会社が負担します。従って、治療費に対する監視の目が厳しく、治りもしないデタラメな治療法は許されませんし、第三者のチェックで直ちに判明してしまいます。

病気が治らないのに続けている医療のために、日本では年間三〇兆円の巨費がつぎ込まれています。この負担が国家財政を圧迫し、増税という形で返ってくるのですから、結局は国民に負担を強いていることになります。

デタラメ医療が難病を生む

病院の収入のために患者が犠牲になっている例として、「ＩｇＡ腎症」という難病のケースをお話しします。

腎臓の病気は症状が悪化すると人工透析が必要になります。ＩｇＡ腎症はイムノグロブリンＡ腎症の略で、昔はネフローゼと呼ばれていました。難病といわれていますが、病気になった原因に着目すれば、その治療法は容易に見つかります。

原因は、口呼吸にあります。まさか口呼吸でこの難病が発症すると気づいている医者などいませんから、そもそも治療法が分からずに、ひたすら人工透析を行うだけなのです。

私のところに来た患者さんには、「まず口呼吸をやめなさい」とアドバイスしました。そして上向きに寝ること、ノーズリフトを使って鼻孔を広げて美（鼻）呼吸にする。睡眠時間は八時間、冷たいものは食べたり飲んだりしない。からだを冷やさないようにカイロを張る。こうした生活指導をしていくと、患者の症状は劇的に改善し、一年もたつと病気はほとんど治っていました。

この間、この患者は一切、人工透析を受けませんでした。前にかかっていた医者からは、「人工透析を受けないと、病気は治りませんよ」と冷たく突き放されていたのですが、この患者さんは難病といわれるＩgA腎症を克服し、からだは昔のように回復しました。

Ｉ gA腎症の原因は口呼吸にある、と私がいくら主張しても、大方の医者は取り合おうとしません。こんな難病がたかだか口呼吸で起こるはずがないと思っています。逆に言うと、口呼吸のせいで患者が増えれば、それだけ人工透析を受けるケースが増えるのですから、安定した収入が確保できます。

一〇〇人の患者を確保していれば、年間五億円の収入が見込める計算になります。しかも透析は医者本人は関与せず、看護師に任せきりですから、こんな楽なことはありません。

もう一つ、別の例を挙げます。難病中の難病である白血病のケースを見ていきましょう。こちらも患者のためにならない治療法が蔓延しています。

言うまでもなく、白血病の治療には医療費公費制度が適用されます。白血病はいわば血液のガンですから、高額の抗ガン剤が投入されます。

しかし、本物の白血病はちょっとしたバイ菌の感染で顎や腋の下、鼠蹊部のリンパ節が大きく腫れて肺炎を起こして苦しくなって、無菌室に入って酸素を投入してもすぐ死にそうな症状になります。白血球が増加しても肺に感染がなくリンパ節に腫れもなくて歩けるような状態なら、それは本当の白血病ではありません。白血球増多症か骨髄異形成症です。

この場合はゆっくり骨休めをしてからだを温めて、有効な抗生物質か抗ウイルス剤とビビズス因子の投与で造血機能を正常に戻せば、しっかり回復します。それなのに医療の現場では、単なる白血球増多症で白血球ではない患者に、白血病と診断して、抗ガン剤治療を行うケースが後を絶たないのです。

治療法がない難病でも長生きできるカラクリ

そもそも白血病の治療を、白血球の数だけで判断してはいけません。白血球増多症はウイルス感染やタバコの吸いすぎや歯周病、細菌の感染症でもなりますから、潜在的に発症する可能性は高いのです。だからこそ、徹底した患者への問診と身体をくまなく診察することが必要なのは言うまでもありませんが、残念ながら検査だけで白血病と診断してしまう医者が多いのです。白血病は、大学病院かそれに準ずる大病院しか治療しませんからここで言う医者はすべて一流と言われる専門医の話です。

白血病ではない患者に抗ガン剤治療を施しても、衰弱することはあっても死に至るところまではいきません。いわゆる「治らないけど死なない」状態が続くわけで、これでは薬漬け医療と何ら変わりありません。いや、誤診して間違った治療法を行って、患者のからだを痛めつけているわけですから、「医療ミス」と言ってもいいでしょう。もちろん、その間にも抗ガン剤を与え続ければ、大病院には病院を運営するに足りるほど収入が入ってきます。

ここがパラドックスなのですが、致死率の高い白血病患者が長生きすれば、学会に「難病の白血病患者が亡くならない→治療法が効果的」という報告ができます。白血病は医者にとっても手柄にも収入にもなるという実に都合のよい病気なのです。

とはいえ、間違って抗ガン剤を投入された患者も副作用が高じて、いつかは死亡します。事ここに至っても、「抗ガン剤に延命効果があった」と主張するのですから、患者も浮かばれませんし、長期の看病に疲れ果てた家族が実に気の毒な話です。こうした患者や家族をないがしろにした治療が行われているのが、日本の最高レベルの医療の実態なのです。

この医療現場の混乱は、そもそも現在の医者がマニュアル主義、検査・データ主義に陥って、患者一人ひとりと向き合おうとしないことにある、と言いました。患者一人ひとりは生活環境も習慣も肉体的能力も異なります。

一人ひとり問診して、患者の顔を見て、触診して健康状態を見極める。生活パターンを聞き出して、病気の本当の原因はどこにあるか探り出す。

これが医者の本来の姿なのですが、時間がかかって面倒な問診より、手っ取り早いマニュアルに頼ってしまう。そのほうが効率も収入もよくなるからです。

またマニュアルに沿って治療すれば健康になると思い込んでいる節があって、ガン患者に対しても、酒もタバコも勧めているのですから、言うべき言葉もありません。挙句の果てには、生活指導もロクにせずに、マニュアルに則って治療した結果、治らなければ「奇病」のひと言で片づけてしまうのです。

私は口呼吸と冷中毒と酒とタバコと骨休め不足の五つのうち一つでもやめない患者に対しては、キッパリと「治るのを諦めてください」と言っています。原因が明らかとなったのですから、この原因をきちんと除かないかぎり治せません。当然これくらいの厳しさをもって臨まないと、治る病気も治せなくなるのです。

高い薬を積極的に投与しようとするのは医者だけではなく、製薬会社も同じです。公費負担ですから、同じ薬を使うなら、製薬会社としては少しでも高いほうを使ってもらいたいのです。

その極みが、「薬害エイズ問題」であり、現在問題になっている「薬害C型肝炎」です。これらの問題では投薬する薬に問題があっても、医者も製薬会社も官僚も誰一人として責任を取ろうとしません。

結局、現在の医学はあまりに細分化されて、専門家が増えすぎてしまったことが、医師の能力の低下を招いています。専門家同士、お互いの専門領域は侵食せず、垣根を高くして、臓器別医学が完成し、いわゆる「専門バカ」が増えているのです。結局一人の患者に一〇人くらいのハゲタカ医者がよってたかってあちこちの臓器をいじくり回して生活のかてとしているのです。

かつての医者は「からだは各部分がつながり合ってできているのだから、臓器別医学というのは成り立たない」という名言を吐いていましたが、今では医学分科が進みすぎています。専門教育しか受けていない教授がからだを全体として把握する医療を行えるはずがありません。結果として、対症療法に終始して治せない医学がはびこってきたのです。

この日本の医療をめぐる問題点に突破口をつけるにはどうしたらいいか。それは、医者一人ひとりがエネルギーに目覚めて、本質的な治療に立ち返るしかありません。しかしそれは今日望むべくもないことなので、国民一人ひとりが本書をよく読んでよく勉強してよく考えて医者以上の実力をつけるほかありません。

私のミトコンドリア免疫学は、いたってやさしくて全く矛盾するところがないので、治療法も簡単に身につきます。そして自衛隊員のごとく自分のからだと家族の身を自衛して下さい。これはかなり簡単なことです。

医者の言うことを聞いてはいけない

前述した離乳食てんかんを治して、以前に治療してもらった国立病院の小児科医師に報告に行ったところ医者が血相を変えて、母親をどなりつけたそうです。離乳食てんかんのことを話したところ

「こんなばかな報告は聞いたことがない。抗けいれん剤を勝手にやめた」

と言って、母親を叱りつけたのです。しかし、抗けいれん剤を飲むと、腸内細菌は確実に悪玉菌になります。それを飲むと廃人同様、子どもが夢遊病者みたいになってしまいます。母親がその医者の言うことを聞いてしまったら、その子の一生はアウトです。

医者に怒られて動揺した母親が、再び私に相談しに来ました。

「お子さんの健康を第一に考えることです。医者の言うことなんて、放っておけばいいんです」

そう言って母親を安心させましたが、医者が自分の治療法に従わない患者を怒鳴りつけることは日常茶飯事です。

私の研究所にぜんそくの患者がいるのですが、その人は美（鼻）呼吸にしてからだを温めただけで、せきも痰も減って、ものすごく症状がよくなってきました。ところが、東大病院では、クラリスという抗生物質が治療に使われるので、これを飲むべきかどうか、私のところに相談に来ました。

「どうしましょうか？」

「そんなものはやめていいですよ」

私のアドバイスに従って、服用しないでいたら、東大病院に治療を受けに行ったとき、医者に、こう言われたそうです。

「ずいぶんよくなりましたね。薬が効いてきましたね」

つまり、回復はクラリスのおかげというわけです。その人が「今は飲んでいません」と正直に言ったら、顔色がパッと変わって、「飲まないならもう診ませんよ」なんて患者を脅すのです。

その背景には、医者にもノルマが課せられていて、ノルマを果たさないと医局長に叱られるのです。

再び血相を変えて、「どうしましょう」と私のところにやって来ました。「『飲んでいます』と適当に言っておけばいいのです。薬は取っておいて、本当に悪くなったときに飲みなさい」

再度アドバイスしたところ、それからは病院に行く度に「飲んでいます」と言うようになりました。何も知らない医者のほうは「うん、よくなった。薬を飲んでいるから、よくなった」と喜んでいるそうです。

小児科医療は崩壊した

今は小児科では医師不足ということもあって大手の大学病院でも、小児科医はほとんど寝ないで仕事をしています。患者は増えて、医師が足りなくなる。忙しくてボロボロになるから、なり手がいない。この悪循環の繰り返しです。

もう一つの要因は、患者を一切治せないというジレンマです。治療法が根本的に間違っているから、小児科医が患者の子どもを治せないのです。医師にとってこれほどつらいことはありません。

そもそもこれは医学界が間違った知識・常識にとらわれて、真実を見ようとしないところに問題の本質があります。赤ちゃんは緑便でもいい。こんなのはでたらめで間違っていることは自明のことですが、小児科の世界ではこの常識を覆す実力者が日本人にはいないのです。便の状態を見て、「緑便でいいんだ」となったら、赤ちゃんを絶対に治せません。

大学病院の小児科の女医さんから私の赤ちゃん相談室に電話がありました。血便が出た赤ちゃんを母親がつれて大学病院の小児科を受診したのです。果物ジュースを飲んだり、玄米を食べても血便になる子がいるのですが、小児科の専門医はこのことは一切知りません。血便について女医さんが偉い先生に聞いたら、「そのうち治るだろう」と放置されてしまったのです。これが今の小児科医学の現状で、そんな間違ったことを公然と言っているのですから、小児科はもう完全にだめになっています。

大学病院の小児科の教授が赤ちゃんのアトピーもぜんそくも治せないのですから話になりません。小児科の素人の私が簡単に治せることすら専門医が治せないのですから、こんな専門医になろうとする若い医者がいないのは当然すぎるほど当然のことです。

誰が考えたっておかしいことがまかり通っているのですから、小児科を専攻しようなんて考える学生が少なくなるのはむしろ当たり前です。

医者が手術をしたがる理由

神奈川県に住む糖尿病の患者がひどい感染症で、病院に緊急入院したことがありました。危険な状態でしたが、抗生物質を大量に点滴して一応は治まりました。しかし、足の指が腐って、眼も見えないし、頭もぼっとしているから、足を大腿部から切断しようと医師に言われたとのことです。

その人に相談を受けたので、私はサラッと言いました。

「そんなものは温めれば治ります。とにかくからだを温めて、ビフィズス因子を多めに飲みなさい」

そのとおりに実行したら、どんどん快方に向かっていきました。

ところが、医師はしつこくこう言うのです。

「血管が腐って、もうぼろぼろだから持ちません。足を切りましょう」

何がなんでも足を切りたくて仕方がないらしいのです。

「そんなもの切る必要ありません。うるさく言うなら、さっさとそこを出て、どこかほかの病院へ行ったほうがいいでしょう」

私がこう助言したら、横浜の大学病院に移りました。そこでエコーを撮ったら血管は何でもありませんでした。からだを温め続けていくと、そのうち見えなかった眼も見えるようになって、頭もはっきりするようになりました。

「いや、助かりましたよ」と自分で電話をかけるほどに回復してきました。

結局、デブリードマンといって、指の先の腐った小さな骨を局所麻酔で取り除くだけで、眼も脳も糖尿病も足の感染もすべて治ってしまいました。ひどい病院であやうく大腿骨から片足全部を失うところでした。

一体どうしてこんなバカなことをひどい病院の医者は考えるのでしょうか。

それは、今の日本の国策医療は厚生労働省の治療指針に従って、治療法の基準を定めるようになっているからです。日本の保険医療というのは、ある条件が揃うと手術していいようになっていますから、採算が合えば、片っ端から条件を揃えて手術をするのです。

厚生労働省が定めている条件に沿っていれば、医師は患者の容態に関係なく手術をすることができるのです。その手術代で病院が経営されています。足を切断すると保険でいくら入るというように、医師がお金に照準を定めて手術をするのです。

その証拠に三〇～四〇年くらい前までは、二人か三人に一人は盲腸の手術したものです。が、二一世紀になった今、盲腸の手術をする人はほとんどいません。盲腸を切らなくなったのは日本人のからだが進化したからではなく、ただ単に医者が手術しなくなったという医者側の問題なのです。

そのカラクリは簡単で、要するに盲腸だとお金にならないからです。別に医学が発達したからとか人間が進化して盲腸を克服したわけではありません。今、盲腸の手術をしても、医者には大して収入が入ってこないので生活できないのです。盲腸の手術は若い外科医の練習のためで、それもめったに症例はありません。日本の保険医療というのはそういうふうにできているのです。

昔は耳鼻科でせっせと蓄膿症の手術をしていた時期がありましたが、今は蓄膿症の手術もしていません。これも盲腸と同じケースです。

糖尿病で足が腐ったら切りたがるのは、本当は切る必要がなくても、たった二〇分〜三〇万円とはいえ収入が入ってくるから、お金のために患者の足を取りたがるのです。糖尿病といっても、つまるところはランゲルハンス島細胞のバイ菌の細胞内感染症ですから、からだを温めてビヒズス因子で治すことができます。一日一五分、六〇度のサウナに入る温熱療法で十分に汗を吹き出させて、それを毎日繰り返すと、足が腐っている糖尿病の人も治ることがあるのです。

今日の医師にとっては、ガン手術が昔の盲腸の手術に相当します。ガンで手術すれば途端にお金が入ってくるのです。冒頭で述べたように、手術をしたいから、ガンの患者をつくり出している側面があるのです。

大きな病院の専門医は皆こんな医師ばかりですから、病院なんか行かないほうがいいのです。二〇世紀の医学では、エネルギーを病気の原因として考えずに、薬物など質量のある物質だけで治そうとしてきました。そしてバイ菌やウイルスを一切無視して、すべてが原因不明という絵空ごとの医学が行われてきたのです。その限界が今、日本の医療現場の至るところで噴出しています。

ステロイド療法は当たるも八卦、当たらぬも八卦

大きな大学病院に行くと、照準を定めて、お金のかかる治療法に持っていこうとします。うちの研究所に骨髄異形成症と血小板減少症の患者が来ているのですが、大学病院にかかっていると、二〇万、三〇万なくてはいけない血小板がたったの三〇〇〇になったにもかかわらず、まったく輸血しないのです。三〇〇〇だったら絶対に輸血しないといけないのに、「ステロイドをやらなきゃだめだ」と言い張るのです。

ステロイドホルモンを投入すると、せっかく病状がよくなっているのに、まただめになってしまいます。そうしてからだが悪くなったときに、骨髄移植に持っていくように照準を定めているのです。

最近、ステロイドパルス療法がはやっていて、一〇〇〇ミリ単位というものすごい量のステロイドを使います。そのくらい使うと、バイ菌の作用を一時的に抑えることはできるので、ステロイドパルス療法が広まったのですが、例えば、ウイルスによる脳炎の治療に使うと一時的に脳炎が治ったかに見えます。しかし、治ったからと言って安心して、アイスクリームとか冷たいものを食べるようになると、すぐに再発します。

ステロイドホルモンが働くのはミトコンドリアです。ミトコンドリアをやみくもに活性化してエネルギー物質をつくり出して、それで炎症物質を分解するのです。それでステロイドホルモンを使うと、すぐに痛みや痒みがとれて、発赤も消えてアトピーが治ったかに見えるのです。ところが免疫病の真の原因は腸のバイ菌やウイルスですから、これらが細胞内に入り込んで、ミトコンドリアが働かなくなってアトピーになっているのです。ここにステロイド剤が入るとミトコンドリアが活性化して炎症は治りますが、バイ菌やウイルスにこの薬剤は一切効きません。治ったかに見えたアトピー細胞の中でバイ菌やウイルスはますます殖え続けるのです。薬が切れると、またぞろバイ菌がもっとひどい炎症をおこすこととなります。
従って、アイスクリームで脳炎が再発したら、脳の神経細胞（ニューロン）内にはウイルスが前よりももっと増殖しているので、今度は一切ステロイドは効かなくなります。たぶん前のステロイドパルス療法でミトコンドリアがダメになっているのでしょう。そうすると、残念ながら若くして廃人同様になります。

もう四〇年も前の話になりますが医者の息子だった私の同級生はぜんそくに苦しんでいました。自分でエフェドリンを注入していましたが、会うといつもコンコンとせきをしていました。そのうちにステロイド剤が手に入るようになったので、体質改善するために飲んだら一時的にぜんそくが治まったかのように見えました。ところが、ぜんそくをステロイドで三〇年間も抑え続けると、最後はどうなったかというと、肝臓ガンにかかり、数年前に亡くなりました。
ステロイドを長期に使うと、肝臓ガンになる人もいれば、ほかの病気になる人もいます。膠原病の人たちが長期に使うと、特に骨髄造血を行っているところにバイ菌が入って、巣くって腐ってしまい、大腿骨の骨頭壊死になります。

もともとヒトのからだはステロイドホルモンをつくるようにできていて、体内に二〇〇種類くらい存在します。その体内でつくられるステロイドホルモンがうまく働くと時にはバイ菌やウイルスにも打ち勝つことができます。

ところが、もともとあるところへ合成した一種類のステロイドホルモンを体内に大量に入れると、自前の副腎が縮んでしまい、数十種のホルモンを一切つくらなくなってしまいます。

ステロイド療法はある場合には有効で造血系が作動して血液の病気が見かけ上治ることがありますが、逆の場合もあります。つまり、「当たるも八卦、当たらぬも八卦」の世界なのです。そんなことをするよりも、からだを温めて元から持っているステロイドホルモンを刺激すればいいのです。

セカンドオピニオンを信頼してよいか

今は大きな病院ほど治療法を断固として変えようとしませんから、「この治療法は正しいのでしょうか」と面と向かって患者が医師に聞いたりすると、逆ギレすることがあるから困ったものです。

それでは医師の薦める治療法やその医者が言っていることは本当に正しいのかと判断するためには、どうすればいいでしょうか。

日本でも「セカンドオピニオン」が活用されるようになりましたが、そもそもこのセカンドオピニオンは信頼できるのでしょうか。

もちろん、一人の医者だけに頼らないこと、よく質問すること、説明しない医者にはかからないことは大事です。

しかし、何度も言ってきたように、間違った免疫病治療法を日本全国で組織的にやっているから、今は信頼が置けそうな大病院ほど危険です。

セカンドオピニオンといっても、その医者もまた仲間です。今の医療体制の中に組み込まれているから、間違った治療法に対して、毅然と「ＮＯ」と言うことはあまり期待できません。

それならと患者のほうで勉強しようとして、いろいろなお医者さんが書いた本を読んでも、十人十色でどれが本当か分からないという状況になります。本書で免疫病の謎と発症原因を究明しましたから迷わず本書を五回くらい読んでください。正しい生活習慣を身につけて正しい生活を送ることによって、自分の健康を自ら守る方法が一番よいのです。

6章

健康は生き方で決まる

ミトコンドリアとは何か

この章では、われわれの生命にとって最も大切なミトコンドリア、そしてわれわれの生命活動に大きな影響を及ぼすエネルギーについて、じっくり説明していきましょう。読み進んでいくうちに、ミトコンドリアが活性化することが、われわれの健康につながることを理解していただけることでしょう。

ミトコンドリアは、太古の時代に大型の真核生物細胞の中に住み着いた好気性（酸素が好きな）のバクテリアだと考えられています。生物の進化の中で、細胞がバクテリアを取り込み、共生したバクテリアがミトコンドリアになったのです。日本語では糸粒体といい、細胞の中にある小さな器官、細胞小器官の一つです。

ミトコンドリアは、バクテリアと同様に二重ラセン一本のＤＮＡを持ち（ハプロイドという）バクテリアによく似た蛋白質合成系を持っています。そしてバクテリアと同様に細胞内で二つに分かれて分裂して増殖します。細菌と同じ蛋白質合成系を持つということは、細菌に有効な抗生物質でミトコンドリアの呼吸が止まることを意味します。

ミトコンドリアは共生すると、細胞呼吸（内呼吸）を担当し、酸素と水とすべてのミネラル

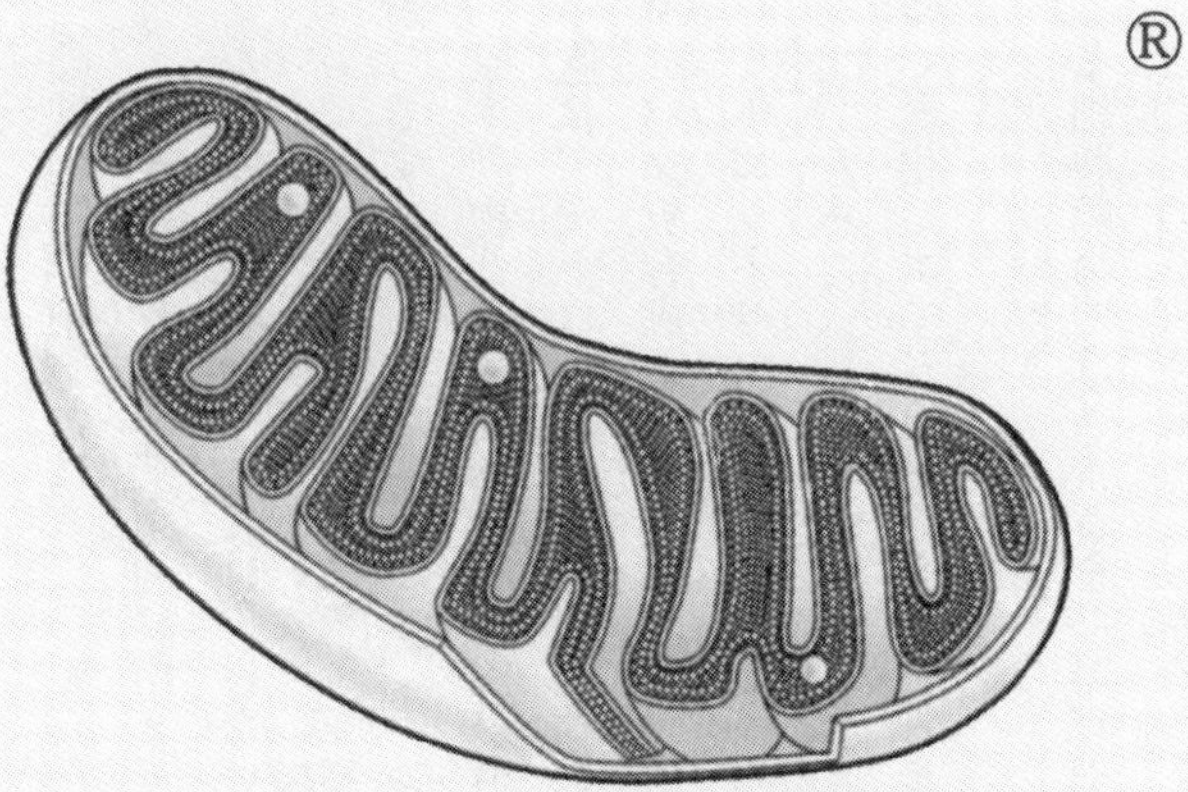

ミトコンドリア（糸粒体）

とビタミンと必須アミノ酸と必須脂肪酸とピルビン酸を使ってエネルギー物質とすべてのホルモンとすべてのサイトカインと多細胞動物のすべての細胞間の蛋白質を産生します。細胞のエネルギー代謝のうち、酸素によるエネルギー代謝を担っています。グルコースが解糖されて、ピルビン酸にまで分解されるとミトコンドリア内でこのピルビン酸がTCAサイクルを稼働させ、同時に電子伝達系が巡り酸化的リン酸化が起こり、エネルギー物質を産生します。

ミトコンドリアの働きをよくするには、血液の巡りをよくして酸素を行き渡らせる、ゆるやかな美（鼻）呼吸体操とからだを温めることと太陽光線が必要です。

ミトコンドリアを痛めつける要因は、からだを冷やすこと・寒すぎること、暑すぎること、骨休め不足、悪い電磁波、放射線、気圧、湿度などがあります。

哺乳動物の細胞には八〇〇から三〇〇〇のミトコンドリアがいます。ということは、それだけエネルギー代謝が飛躍的に増えている、つまり、酸素の摂取量が増えているのです。

なぜからだを冷やしてはいけないかというと、恒温動物の体温が一度下がれば、ミトコンドリアの働きは共役をやめて熱のみを発生し、ＡＴＰ（アデノシン三リン酸）をつくらなくなるからです。

原生動物と高等動物の細胞内の構造はほとんど同じで、細胞内には核と仁、ゴルジ体、滑面小胞体、ミトコンドリア、細胞骨格などがあります。これらの小器官の中で独自の遺伝物質とタンパク質合成系を持つ独立した生命体に酷似した寄生体は、ミトコンドリアだけです。

ミトコンドリアは、細胞内液から直接栄養を取り込み、その中でエネルギー物質をつくり出して、からだ（細胞）をつくり替え、時間の作用によって生命がくたびれてほころびて衰えてゆく老化（エイジング）を克服します。

多細胞動物ではさまざまな器官や臓器があります。

これらの器官や臓器には特有の形をした細胞があり、その中に特有の形をしたミトコンドリアがあります。それぞれの細胞でそれぞれ特殊に分化した働きをミトコンドリアが担当しているのです。

たとえば、脳では脳腸ホルモンをはじめとする神経伝達物質のすべてを、副腎皮質では副腎皮質ホルモンを、膵臓のランゲルハンス島ではインシュリンを、網膜ではロドプシンを産生しています。

ミトコンドリアの働きに必要なもの

ミトコンドリアが活発に働くためには、必要な物質があります。以下、列挙しますが、これはヒトが生きていくために必要なもののすべてと言ってもいいものです。

- **水**
- **糖のグルコース**
- **ビタミン類すべて**
- **ミネラルのすべて**
- **補酸素のすべて**

・アセチルコリン
・ステロイドホルモン（ミネラル・コルチコイド、グリコ・コルチコイド）
・必須アミノ酸
・必須脂肪酸
・酸素
・太陽光エネルギー
・温度（三六・五〜三八度）
・適度な気圧

ミトコンドリアの働きには、ある条件があります。三六・五度以下の温度では働きが鈍るのです。このミトコンドリアの温度依存性をもって、私が「冷たいものは飲んだり食べたりしてはいけない」「からだを冷やすような格好をしてはいけない」ということを理解していただけるでしょう。寒いと手がかじかみますが、これは指の筋肉細胞内のミトコンドリアが寒さで働けなくなって筋肉がエネルギー不足で動かなくなっている状態です。

温度依存性とは、ある一定の温度でないと働かないということです。ミトコンドリアの場合は三六・五度以下では活動が妨げられるのです。

低体温になると、ミトコンドリアが働かなくなり、腸扁桃からリンパ組織に常在菌が白血球に抱えられて入り込み、やがて静脈血に入りからだ中の血液を巡り、バイ菌がさまざまな組織や器官の細胞内にばらまかれて、さまざまな病気を引き起こすのです。

反対に、ミトコンドリアの機能を障害するものも挙げておきます。こちらはからだに悪いもののすべてと言ってもいいでしょう。

- **シアン（青酸）・サリン**
- **CO**
- **タバコ**
- **アルコール**
- **排気ガス**
- **電磁波**
- **紫外線**
- **放射線**
- **毒物・農薬・殺虫剤**
- **香辛料**

ミトコンドリアにとってよくない寄生生物としては、以下のものが挙げられます。好気性、嫌気性とを問わず、細菌が細胞内に感染すると、その細胞内のミトコンドリアの活動がうまくいかなくなります。

- **ウイルス**
- **マイコプラズマ**
- **バクテリア**
- **スピロヘータ**
- **原虫（マラリア）**

重力が進化の引き金を引いた

私たちのからだには、体温をはじめとしてエネルギーの渦が巡回しながら細胞を新しくつくりかえているのです。生命との関わりで、最も大切なエネルギーは、太陽光エネルギーと地球の引力です。生きているということは、エネルギーを使って細胞をつくりかえるということです。

エネルギーとは質量のない物質です。質量のある物質は、極限状態ではエネルギーに変換されます。これを「エネルギー保存則」と言います。生命はエネルギーの渦の回転とともに細胞やそのパーツがリモデリング＝新陳代謝して老化（エイジング）を克服するシステムです。無生物はリモデリングしないので宇宙のエネルギーを受けて時間の経過とともに壊れていきます。時間の作用で崩壊することをエイジング（老化）といいます。時間も光と同様に一方向性に進むエネルギーの一つです。

北極や南極といった極寒の地や中東の砂漠や赤道直下の南太平洋といった酷暑の地では、寒さや暑さのために体内のエネルギーが奪われたり熱中症で死んでしまうことがあります。また地球の引力の重力作用を無視した短時間睡眠を続けていると、重力エネルギーによって疲労が蓄積して骨休め不足で死んでしまいます。細胞には常にエネルギーが流れ込み、その一方で流れ去り、細胞が絶えず新しく生まれ変わっています。

これがリモデリングです。

このリモデリングによって生命現象が維持されていくのです。エネルギーの渦が巡回しなければ、生物は生命を維持できないのです。今までの医学は栄養食品や薬といった化学物質＝質量のある物質にばかり目を向けていましたが、エネルギーを視野に入れた考え方が完璧に欠落していました。

実は単細胞生物と多細胞の高等生物では、エネルギーの影響度合いが著しく異なります。重力エネルギーや温熱エネルギーに対しては、単細胞生物は鈍感ですが、高等生物は極めて敏感です。地球の引力の一万〜一〇万倍がかかっても単細胞生物は生きていますが、哺乳動物は五〜七gになれば、生きていることはできません。

また哺乳動物の細胞代謝は温度変化に敏感で、一〜二度体温が下がると白血球の有害物・微生物の消化力が失われてしまいます。逆に平熱より一〜二度体温が上がると、消化力が増します。


進化の進んだ生物ほど、外界のエネルギーの影響を強く受けるのです。体の外からのエネルギー作用でさまざまな病気にかかったり、体調変化の影響を受けます。

従って、生命現象を正確に把握するには、食べ物、飲み物、薬といった質量のある物質だけでなく、温熱、寒冷、圧力、湿度、光、引力、音波、電波、放射能といった質量のないエネルギーの両面からとらえていく必要があるのです。

湿度や気圧はものすごく不愉快な作用をするエネルギーです。気圧は、台風や低気圧になると、敏感に副腎に作用して体調不良になります。リウマチがある人は、「明日雨が降る」とよく予言しますが、それは副腎に予徴としての作用があるからです。
エネルギーに目覚めると、それこそすごく簡単に病気の診断ができます。

エネルギーが分かると、生命の本質が見えてくる

エネルギーには温熱エネルギーと重力エネルギー、光エネルギー、気圧、音波、放射能、そのほかに電磁波動エネルギーがありますが、二〇世紀に誰一人正確に重力とは何かを考えた人はいません。

重力というのは引力で、原子間力・分子間力の集合体です。質量のある物質に備わった本性ですから、質量のある物質のみ作用し質量のない光等のエネルギーには一切作用しません。従って光をも吸い込む重力などあり得ないおとぎ話です。

もとよりブラックホールはありません。あれは絶対零度の空間で光が止まっているから闇の空間になっているだけです。エネルギーと質量のある物質は等価であるという「質量とエネルギー保存の法則」により、すべての質量のある物質がエネルギーに変換されたときに重力は消滅します。

重力エネルギーに対応して生きていくとはどういうことかというと、サメが海から陸に上が

ったときに、見かけ上の重力作用が六倍になります。水の中にいると浮力に相殺されて六分の一gですが、これはちょうど月の引力と同じぐらいです。

それが陸に上がると、途端に六倍ですから、サメは放っておくと血が腹側に全部集まって、白い肌が真っ赤になって死んでしまいます。ところが、麻酔をかけないで置いておくと、水を求めてとにかく暴れ回ります。暴れると、血圧が上がります。真っ赤にならないで、血圧が上がると鰓《えら》で空気呼吸ができるようになり、血が巡るから生き延びることができます。

私は油壺のマリンパークで実際にサメを陸に上げる実験を行いました。この実験から「進化」が起こる仕組みが分かったのです。

従来のライフサイエンスにはエネルギーの考えが完璧に欠落していました。そのために生気論（ウィタリズム）や不可知論が隆盛を極めました。従来の医学ではエネルギーが例外的に扱われており、一般に物質主義すなわち質量のある物質のみで成り立つ一八世紀の「質量保存の法則」の世界観・宇宙観に基づいていました。

生命体でも分子生物学の微小細胞生命体の世界では、例えば一万gという重力エネルギーのもとでも平然と生きていますが、多細胞の高等動物では七gでしばらくすれば死んでしまいます。「質量とエネルギー保存の法則」に基づいて生命科学を早急に改造しなければならない時が来ています。

シュレーディンガーは分子生物学を創始するに際して、生命の特質である生命エネルギー（系粒体）を一切無視して生命体の本質は「遺伝現象」であるとしました。これでは遺伝する暇のない一代限りの生命現象は除外されてしまいます。今や根底からライフサイエンスや医学を現代の学問水準のもとに照らして見直す必要があります。今日進歩していると思われている科学の世界で、「生命とは何か？」という定義すら存在しないことに気づきます。ここでまず「生命とは何か？」を定義し、次いで単細胞の原生動物と多細胞の脊椎動物について考えて、哺乳動物を定義しましょう。これらの定義はこれまでに存在しなかったので、自ら考案しました。

生命とは、タンパク質・核酸・多糖質・ミネラル・ビタミン等の水溶性のコロイドから成り燐脂質の半透膜で外界と堺される有機体で、エネルギーの渦が巡るとともに（代謝と共役して）多細胞からなる個体のパーツまたは丸ごとをリモデリングして老化を克服するシステムである。個体丸ごとのリモデリングが遺伝現象で通常高等動物は生殖を介して行われる。

油の溶媒の生命体が存在しないのはなぜでしょうか？

電解質が解離できないからです。生命現象は、水溶液中の高分子物質のコロイドの純然たる電気現象です。燐脂質に塀された水溶性のコロイド内のエネルギー代謝は、電子の受け渡しによって行われます。


今日宇宙船内の無重力環境下で重力作用に関する研究が盛んに行われています。いろいろなことを世界中の学者が研究していますが、皆等しく重力がいきなり細胞に作用すると思って研究するから、全く成果があがりません。

重力の作用は、これに対抗して生きて行くときに、サメがのたうち回って血圧が上昇すると、これに共役して流動電位が上がります。これによって間葉細胞の遺伝子発現が起こる化生（メタプラジア）によって、進化という細胞の形と働きの変化が生ずるのです。つまり、直接作用ではなくて間接的作用で重力が生命体に影響するから、世界中の学者が把握できないのです。

宇宙のエネルギーは細胞に宿る

今日のライフサイエンス（医学・健康の科学・進化学・生命発生機構学）は、一九世紀の博物学を受け継いだまま、すべてがごちゃまぜのうえに質量のある物質に基づいて成立しています。植物から細菌・ウイルスから無脊椎動物・脊椎動物までごちゃまぜに漠然と進化や生命発生機構学が語られています。

分子生物学は、波動力学の体系を立てたシュレーディンガーがその端緒をつくりました。彼は物理学の手法を導入して生物学を還元手法に基づいて研究すべきであるとして『生命とは何か』という本を書きました。

彼は「生命とは何か」を明確に定義することを怠っていきなり、生命現象の最も本質的なものは遺伝現象だとして、最も単純な遺伝システムで研究すべきだと主張したのでした。当時量子物理学に行きづまった若きデルグリュックらは、動物は一ジェネレーションがどんなもので も長いので、最も増殖の早いバクテリアに巣食うウイルスのファージを探してきて、遺伝現象の解析をはじめました。こうして分子生物学の研究がコールドスプリングハーバーのカーネギー研究所でスタートしたのです。

今日ではすでに最盛期を過ぎた分子生物学の世界では、バクテリアや哺乳動物の培養細胞は、一万g（一g＝地球の引力∧重力∨エネルギー）でも一〇万gでも生きていますが、哺乳動物は三gで寿命が縮まり、七gでは一日か二日で死んでしまいます。これがなぜなのかを考える人は皆無に等しく、ゾウリムシに対する重力作用の研究を一生涯続けている老学者もいます。
レイノルズ数（慣性力と粘性による摩擦力との比で定義される無次元数。レイノルズ数が小さいと相対的に粘性作用が強い流れとなり、レイノルズ数が大きいと相対的に慣性作用が強い流れとなる）が一以下の微小な原生動物（哺乳類の単細胞でも）には、重力は作用しないのです。こんなことも知らないで、世界中で無駄な研究が行われています。

これはエネルギーが質量のない物質とともに宇宙を構成していることを本当には理解していないからです。多細胞動物の脊椎動物には、血液がありからだをつくっている各一粒の細胞は、すべて血液から酸素と栄養を得てミトコンドリアがつくり出す老廃物を血液内に捨てています。従って血の循環が悪くなれば、細胞の生命は弱ります。

引力というエネルギーは、ニュートンの「万有引力の法則」が示すごとく質量を持つ物質に備わった本性として、質量のある物質のみに作用し、質量のない光や熱（電磁波）には一切作用しません。質量のある物質は、空間を等速・加減速・直進・曲進し、時にこれらが互いに衝突することがあります。力学現象は、質量のある物質のみの間に生ずる現象で、質量のないエネルギーには力学現象は存在しません。

宇宙はこの質量のある物質と質量を持たないエネルギーで成立しています。宇宙の構成則は、空間・時間・質量のある物質・質量のある物質にそなわった引力（重力）力学エネルギー・温熱光電磁波動エネルギーの五種類です。空間も時間も引力も光も質量のある物質もそれぞれエネルギーの様態です。

質量のある物質はある極限状態（星の衝突や原子炉内）で質量のないエネルギーすなわち時間と空間と光に変換されます。質量のないエネルギーは時間と空間（エネルギー）が共役して存在し、切っても切れない関係にあります。これが「質量とエネルギー保存則」に基づいた宇宙の構成則です。これでブラックホールもビッグバンもあり得ない大人のおとぎ話となります。ブラックホールやビッグバンは完璧に腑に落ちない話です。

進化論も大人のおとぎ話

一九世紀の生物学者ヘッケルは、「個体発生は系統発生を繰り返す」という生命発生原則（生命反復説）を提唱しました。受精卵は一つの細胞ですから、われわれの祖先の生命の始まりは単細胞動物だったのです。

時間とともに受精卵は分裂（卵割という）を繰り返し、桑実胚・原腸胚・神経胚を経て原始魚型の鰓腸胚のエンブリオ（魚型の胎児）の多細胞生物へと変わっていきます。個体発生の変化はまさに一粒の細胞だった原生動物から多細胞の脊椎動物へと進化していく様子を表しています。

哺乳動物の歯と顎と顔の形は、食べ物の性質が一定に決まると、食べ方、嚙み方、餌の取り方で変化していき、それに従ってからだのすべての形が適したように変化していきます。

これが親子代々続いていくと、ラマルクの「用不用の法則」に則って行動様式の変化によってからだの機能も完全に生まれ変わっていきます。つまり、行動様式の力学現象、重力の作用そのものが、進化の原動力だったのです。ラマルクは重力作用に基づく力学現象が進化の原因であることを解明したのでした。

進化はラマルクの「用不用の法則」とヘッケルの生命発生原則（生命反復学説）によって究明することができます。

ラマルクの用不用の法則は以下のごとくです。

第一法則：すべての動物において、あらゆる器官の頻繁で持続的な使用は発達の限界を越えないかぎり、この器官を少しずつ強化・発達させるとともに大きくし、これに比例した威力を付与する。他方、しかじかの器官をまったく使用しないと、この器官はいつのまにか弱まって、役に立たなくなり、次第にその力を減じてついには消滅する。

第二法則：ある種族が、久しい以前より身をおいてきた状況の影響により、すなわちある器官の優先的な使用の影響、およびある部位の恒常的な不使用の影響により、自然が個体に獲得させせた、あるいは失わせた（使い方によって自動的に変化した＝第一法則のこと）あらゆるものは、獲得させた変化が雌雄に共通であるか、新しい個体を生み出したものに共通であるかぎり、自然は生殖によって新しく生まれた個体にこれを付与する。

ラマルクは第一とこの第二法則をまとめて用不用の法則とし、これを「絶体不動の真理」としました。そして「これを見過ごすことのできる者は、自ら一度も自然を観察したことのない者だけである」とも述べています。

私はこのラマルク学説を敷衍《ふえん》して、脊椎動物の進化が重力の作用に基づく生体力学エネルギーによって起こっていることを解明し真正用不用の法則としました。

このことに気づいたのは、エネルギーを触媒作用として未分化間葉細胞の遺伝子の引き金を引くことによりハイブリッド型の人工器官を開発したことによります。さらに、個体発生学の研究で、眼と歯の発生過程の組織細胞所見が同じであることを知ったことによります。

重力・質量作用は、質量のある物質の固体と気体と液体に引力として作用しますが、それぞれ作用の仕方が異なります。物体で引力が顕著に作用するのが液体で、多細胞の生命体では血液です。七gでヒトが簡単に死ぬのは体液の循環が阻害されて、脳に血が行かなくなって気絶してしまうからです。

生命体に作用するエネルギーは、太陽光線、温熱、寒冷、気圧・水圧、湿度、音波・超音波、流体力学、引力、電気、電磁波動エネルギー、放射線等です。これ等のエネルギーを一瞥しただけで、動物種によってエネルギーの受け方の違いが分かります。海中の棘皮《きょくひ》動物や節足動物と陸上の温血の脊椎動物では、温熱、寒冷エネルギーの受け方が違うのは誰にでも分かることです。


血液や体液が行ったり来たりすると、流動電位が発生します。その電流によって遺伝子の引き金が引かれて、筋肉細胞から造血細胞、造骨細胞と骨髄細胞ができるのです。多細胞生物は、重力作用が血圧に変換され、同時にそれが流動電位に変換され、この電位の働きによって細胞の機能が制御されているのです。

生物の進化が生体力学に依存することは動物の体制が常に地球の重力や波の動き、月の引力によって他動的にコントロールされていることを示しています。

遺伝子発現は、電流以外にエネルギーや光でも起こります。ブドウ糖も酸素もすべて遺伝子発現の原因になります。質量のある物質も質量のないエネルギーも生命体にとって等価であるということは、両者がともに細胞の遺伝子の引き金を触媒として引くことによって生命現象が遂行されるということです。これがロベルト・マイヤーの発見した「エネルギー保存の法則」を生命科学に正しく導入した結論です。このことに気づくと、あらゆる生命現象は遺伝子発現の引き金が引かれることによって起こっているということが理解できます。

二〇世紀と今日の二一世紀には、誰が考えても自明なことを無視して進化や免疫や骨髄造血発生の謎が研究されていたのです。ヒトの医学を中心とする生命科学は、脊椎動物学のうち哺乳動物学を研究しないかぎり、今や何ものも解明されません。ダーウィン流の進化論は、大人のおとぎ話だったのです。

エネルギーについてはまだ解明されていないことも多いのですが、これが本当に解明できれば、人類が何千年とかけて探求してきた生命の本質のすべてが一目瞭然になるはずです。

本書は２００８年小社刊行の『６つの生活習慣でガン・難病を治す』を大幅に加筆しました。

[著者略歴]

西原克成（にしはら・かつなり）

医学博士。「顔と口腔の医学」西原研究所所長。日本免疫治療研究会会長。1940年神奈川県生まれ。東京医科歯科大学卒業。東京大学大学院医学系博士課程終了。生命進化の法則を実験して検証するとともに、その成果を臨床応用し、免疫病治療に大きな効果をあげている。人工骨髄の開発でも世界的に有名。
著書に、『これだけで病気にならない――「顔と口の医学」』（祥伝社）『免疫力を高める生活』（サンマーク出版）『究極の免疫力』（講談社インターナショナル）『内臓が生みだす心』（NHKブックス）『２週間で美人になる本』（マキノ出版）『生物は重力が進化させた』（講談社）ほか多数。

「顔と口腔の医学」西原研究所
〒106-0032　東京都港区六本木6-2-5　原ビル3階
TEL03-3479-1462　FAX03-3479-1473

難病克服マニュアル

2013年2月22日　　　　１刷発行

著　者　西原克成
発行者　唐津 隆
発行所　株式会社ビジネス社
〒162-0805　東京都新宿区矢来町114番地 神楽坂高橋ビル5F
電話　03(5227)1602　FAX　03(5227)1603
http://www.business-sha.co.jp

〈印刷・製本〉中央精版印刷株式会社
〈装丁／本文DTP〉エムアンドケイ
〈編集担当〉本田朋子　〈営業担当〉山口健志

ISBN978-4-8284-1698-4